大腸内視鏡
診断の基本とコツ

エキスパートならではの見かた・着眼点で
現場の疑問をすべて解決

監修 **田中信治** 編集 **永田信二, 岡 志郎**

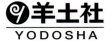

謹告
　本書に記載されている診断法・治療法に関しては，発行時点における最新の情報に基づき，正確を期するよう，著者ならびに出版社はそれぞれ最善の努力を払っております．しかし，医学，医療の進歩により，記載された内容が正確かつ完全ではなくなる場合もございます．
　したがって，実際の診断法・治療法で，熟知していない，あるいは汎用されていない新薬をはじめとする医薬品の使用，検査の実施および判読にあたっては，まず医薬品添付文書や機器および試薬の説明書で確認され，また診療技術に関しては十分考慮されたうえで，常に細心の注意を払われるようお願いいたします．
　本書記載の診断法・治療法・医薬品・検査法・疾患への適応などが，その後の医学研究ならびに医療の進歩により本書発行後に変更された場合，その診断法・治療法・医薬品・検査法・疾患への適応などによる不測の事故に対して，著者ならびに出版社はその責を負いかねますのでご了承ください．

序

　大腸腫瘍の内視鏡診療において重要なことは「内視鏡挿入手技・診断学・治療手技」の3つで，どれ1つ欠けてもきちんとした診療は成立しない．大腸内視鏡がスムーズに挿入できなければ，正確な診断や治療はできないし，内視鏡の挿入手技を習得できても，正しい診断学が身についていなければ正しい治療法の選択はありえない．また，治療手技が未熟であれば十分な治療はできない．このような背景のもと2008年に羊土社から「大腸腫瘍診断」という大腸内視鏡診断学をマスターする実践的入門書を発刊させていただいた．2014年にはその改訂版を発刊させていただき，おかげさまで大好評を得て多くの内視鏡医の先生に愛読いただいている．

　今回その続編として，Clinical Question形式で読みやすくわかりやすい「大腸内視鏡診断の基本とコツ〜エキスパートならではの見かた・着眼点で現場の疑問をすべて解決〜」を私が企画・監修し，編集作業を永田信二先生（広島市立安佐市民病院）と岡 志郎先生（広島大学）に担当していただいた．その内容は，拡大内視鏡観察，画像強調観察，超音波内視鏡診断，内視鏡切除標本の取り扱いなどに関して，若い先生の日頃の疑問を解決できる，あるいは知っておくべき具体的なコツ/ノウハウとピットフォールなどをその道の熟練者に手の内すべて暴露していただき，これまでにない診療現場で即戦力となる内視鏡診断指南書を完成することができた．本書では用語の定義と解説にも力をいれ，Case studyによる理解度チェックも行える構成になっている．大腸腫瘍の診断と内視鏡治療に携わる先生が本書を繰り返し熟読してくださされば，必ず明日からの診療にお役に立つものと確信している．本書が大腸内視鏡診療に日夜研鑽を積まれている若い先生のお役に立てれれば望外の喜びである．

　最後に，大変お忙しいなか快く執筆をお引き受けくださった諸先生に厚く御礼申し上げるとともに，このような機会を与えてくださった羊土社の諸氏に感謝する次第である．

2019年初秋

広島大学大学院医系科学研究科 内視鏡医学
広島大学病院 内視鏡診療科/IBDセンター
田中信治

大腸内視鏡
診断の基本とコツ

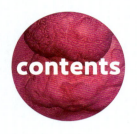
contents

序 .... 田中信治　3
執筆者一覧 8
略語一覧 9

第1章　診断の前に

①　**解剖と観察手順** .... 卜部祐司，永田信二　12

②　**所見の読み方** .... 岡　志郎　27

第2章　拾い上げ診断

①　**観察にあたっての注意** .... 鴫田賢次郎，永田信二　33
　Q1. 精査中に出血させてしまいました…．リカバリーできますか？
　Q2. 病変は画面のどこにもっていけばよいですか？
　Q3. 病変が接線方向で観察しにくいときは？
　Q4. 蠕動が強いときに写真をきれいに撮るコツは？

②　**病変拾い上げのポイント** .... 樫田博史　43
　Q1. スコープ反転操作は有用でしょうか？
　Q2. 先端アタッチメント（フード，キャップ）は有用でしょうか？
　Q3. 他にどんなスコープやデバイスが開発されていますか？
　Q4. 画像強調は病変の拾い上げに有用ですか？

③　**困った状況を切り抜ける！　～観察編～** .... 井出大資，斎藤彰一　57
　Q1. レンズの曇り対策ってありますか？
　Q2. 病変の大きさを測定するコツは何ですか？
　Q3. どうしてもスコープ反転操作ができません．何かよい方法はありませんか？

contents

④ 困った状況を切り抜ける！ ～診断編～ ……………………………… 久部高司　65
- **Q1.** 正常粘膜に認められる白斑に臨床的意義はあるのでしょうか？
- **Q2.** WOSと白斑は内視鏡で見え方に違いはありますか？
- **Q3.** non-lifting signの判定法は？
- **Q4.** T1癌の浸潤と線維化ではどのように硬さがちがうでしょうか？

第3章　通常内視鏡診断

① 所見用語の整理　～肉眼型～ ……………………………… 田中秀典，岡　志郎　73
- **Q1.** Ⅱa+ⅡcとⅡc+Ⅱaの違いを教えてください！
- **Q2.** ⅡcとⅡa+depの違いを教えてください！
- **Q3.** skirt signって何ですか？

② 所見用語の整理　～鑑別ポイント～ ……………………………… 林　武雅　81
- **Q1.** LST-Gの顆粒均一型と結節混在型の鑑別ポイントは？
- **Q2.** LST-Gの顆粒均一型と迷うLST-NGの診断について教えてください

③ 腫瘍・非腫瘍の鑑別 ……………………………… 竹内洋司，七條智聖　90
- **Q1.** インジゴカルミンをうまく使うコツを教えてください
- **Q2.** 腫瘍/非腫瘍の診断に自信があれば，ポリープ切除後に病変を病理診断に提出しなくても大丈夫ですか？
- **Q3.** 径10 mm以下の小ポリープであればCold Snare Polypectomyで安全に切除できるので，詳細な観察なしですべて切除してもいいですか？

④ 深達度診断 ……………………………… 川崎啓祐，松本主之　97
- **Q1.** 隆起型と表面型の診断時の注意点はありますか？
- **Q2.** 生理的なヒダ集中と浸潤によるヒダ集中の違いを見分けるポイントは？
- **Q3.** インジゴカルミン撒布は必要ですか？

第4章　拡大内視鏡診断

① 所見用語の整理 ……………………………… 樫田博史　108
- **Q1.**「小型Ⅲ_L」とは，どんなpitをいうのでしょうか？
- **Q2.** V_I高度不整所見の重み付け，運用方法は？
- **Q3.** V_I軽度不整と高度不整，V_I高度不整とV_Nの鑑別のポイントは？
- **Q4.** インジゴカルミンとクリスタルバイオレットの使い分けは？

② 腫瘍・非腫瘍の鑑別　　　　　　　　　　　　　　　　　　　　　　　山野泰穂　115
- **Q1.** 過形成性ポリープと SSA/P の鑑別のポイントは？
- **Q2.** SSA/P と SSA/P with cytological dysplasia の鑑別のポイントは？

③ 深達度診断　　　　　　　　　　　　　　　　　　　　　　　田中寛人，浦岡俊夫　123
- **Q1.** V_I 高度不整や V_N（無構造領域）の領域性はどのように評価したらよいですか？
- **Q2.** クリスタルバイオレット染色の染色不良，粘液付着と V_N の鑑別法を教えてください
- **Q3.** 大きな病変の場合，どこを中心に拡大観察すればいいですか？

④ 素朴な疑問 Q&A　　　　　　　　　　　　　　　　　　　　　　　佐野村　誠　128
- **Q1.** プロナーゼ処理は病変に付着した粘液除去に有用でしょうか？
- **Q2.** 拡大観察にフルズームが必要ですか？
- **Q3.** Dual focus の利点と欠点について教えてください
- **Q4.** 通常観察の印象と拡大観察の診断に差があった場合，どちらを重視したらよいでしょうか？

第5章　画像強調拡大内視鏡診断

① 所見用語の整理　　　　　　　　　　　　　　　　　　　　　　　住元　旭，田中信治　137
- **Q1.** 色素拡大観察と画像強調拡大観察の使い分けについて教えてください
- **Q2.** surface pattern と vessel pattern の使い分けについて教えてください
- **Q3.** NBI と BLI では診断能力が違うのでしょうか？
- **Q4.** 撮影条件ときれいな写真を撮るポイントは？

② 腫瘍・非腫瘍の鑑別　　　　　　　　　　　　　　　　　　　　　　　平田大善，佐野　寧　149
- **Q1.** 微小病変における JNET 分類 Type 1 と 2A の鑑別ポイントは？
- **Q2.** JNET 分類 Type 1 と 2A の鑑別が困難な症例の鑑別ポイントは？

③ 深達度診断　　　　　　　　　　　　　　　　　　　　　　　坂本　琢，齋藤　豊　155
- **Q1.** Type 2A と Type 2B に区別する意義は？
- **Q2.** Type 3 はどのくらいの領域があれば有意とするのですか？

④ 素朴な疑問 Q&A　　　　　　　　　　　　　　　　　　　　　　　吉田直久，井上　健　161
- **Q1.** NBI/BLI 拡大観察所見を習得するコツは？
- **Q2.** 隆起型病変と表面型病変で所見に違いはありますか？
- **Q3.** NBI/BLI/LCI は病変の拾い上げ診断に有用ですか？
- **Q4.** NBI 観察における構造強調や色彩強調の適切な設定は？

contents

第6章 超音波内視鏡診断

① 基礎知識 ……………………………………………………………………… 清水誠治　168
Q. 細径プローブと専用機の違いと使い分けは？

② 深達度診断 …………………………………………………………… 斉藤裕輔，小林　裕　173
Q1. うまく水を溜めるコツについて教えてください
Q2. 強い屈曲部近傍に位置する病変やハウストラ上・裏側に位置する病変の描出のコツを教えてください
Q3. 内視鏡で病変が真正面に観察され，HFUPで病変をスキャンすることが困難な場合のコツを教えてください

第7章 標本の取扱い

① 標本の取扱い ～正確な病理診断を行うために～ ……………… 上杉憲幸，菅井　有　182

第8章 Case Study

Case ① 上皮性か？ 非上皮性か？ ………………………………… 斉藤裕輔，藤谷幹浩　188
Case ② 上皮性腫瘍？ 非上皮性腫瘍？ ……………………………………… 佐野村　誠　194
Case ③ 内視鏡所見から病理組織像を予測できますか？
　　　　　　　　　　　　　　　　　　　　　　　　　　　　 鴫田賢次郎，永田信二　199
Case ④ 組織・深達度および治療方針は？ ………………………… 住元　旭，田中信治　206
Case ⑤ 組織型・深達度診断は？ …………………………………… 田中秀典，田中信治　212
Case ⑥ この病変は腺腫内癌？ ……………………………………… 佐野　互，佐野　寧　218
Case ⑦ 診断は？ …………………………………………………… 河野弘志，鶴田　修　222

索引 …………………………………………………………………………………………… 228

執筆者一覧

■ 監修

田中	信治	広島大学大学院医系科学研究科内視鏡医学 広島大学病院内視鏡診療科/IBDセンター

■ 編集

永田	信二	広島市立安佐市民病院消化器内科
岡	志郎	広島大学病院消化器・代謝内科

■ 執筆者（掲載順）

田中	信治	広島大学大学院医系科学研究科内視鏡医学 広島大学病院内視鏡診療科/IBDセンター
卜部	祐司	広島大学病院消化器・代謝内科/未来医療センター
永田	信二	広島市立安佐市民病院消化器内科
岡	志郎	広島大学病院消化器・代謝内科
鴫田	賢次郎	広島市立安佐市民病院内視鏡内科
樫田	博史	近畿大学医学部消化器内科
井出	大資	がん研究会有明病院下部消化管内科
斎藤	彰一	がん研究会有明病院下部消化管内科
久部	高司	福岡大学筑紫病院消化器内科
田中	秀典	広島大学病院消化器・代謝内科
林	武雅	昭和大学横浜市北部病院消化器センター
竹内	洋司	大阪国際がんセンター消化管内科
七條	智聖	大阪国際がんセンター消化管内科
川崎	啓祐	岩手医科大学医学部消化器内科消化管分野
松本	主之	岩手医科大学医学部消化器内科消化管分野
山野	泰穂	札幌医科大学医学部消化器内科学講座
田中	寛人	群馬大学医学部附属病院消化器・肝臓内科
浦岡	俊夫	群馬大学大学院医学系研究科消化器・肝臓内科学
佐野村	誠	北摂総合病院消化器内科
住元	旭	広島大学大学院医系科学研究科内視鏡医学
平田	大善	佐野病院消化器センター
佐野	寧	佐野病院消化器センター
坂本	琢	国立がん研究センター中央病院内視鏡科
齋藤	豊	国立がん研究センター中央病院内視鏡科
吉田	直久	京都府立医科大学消化器内科
井上	健	京都府立医科大学消化器内科
清水	誠治	JR大阪鉄道病院消化器内科
斉藤	裕輔	市立旭川病院消化器病センター
小林	裕	市立旭川病院消化器病センター
上杉	憲幸	岩手医科大学医学部病理学講座分子診断病理学分野
菅井	有	岩手医科大学医学部病理学講座分子診断病理学分野
藤谷	幹浩	旭川医科大学消化器血液腫瘍内科
佐野	亙	佐野病院消化器センター
河野	弘志	聖マリア病院消化器内科
鶴田	修	久留米大学病院消化器病センター 久留米大学医学部内科学講座消化器内科部門

略語一覧

略　語	フルスペル	和　訳
BLI	blue laser imaging	
EMR	endoscopic mucosal resection	内視鏡的粘膜切除術
ESD	endoscopic submucosal dissection	内視鏡的粘膜下層剥離術
EUS	endoscopic ultrasonography	超音波内視鏡検査
HFUP	high-frequency ultrasound probe	高周波超音波細径プローブ検査
LCI	linked color imaging	
LST	laterally spreading tumor	側方発育型腫瘍
LST-G	LST-granular type	
LST-NG	LST-non granular type	
NBI	narrow band imaging	狭帯域フィルター内視鏡
SMT	submucosal tumor	粘膜下腫瘍
SSA/P	sessile serrated adenoma/polyp	鋸歯状病変
TSA	traditional serrated adenoma	鋸歯状腺腫

略　語	解　説
M	粘膜層
LP	粘膜固有層
MM	粘膜筋板
SM	粘膜下層
MP	固有筋層
SS	漿膜下層
S	漿膜

略　語	解　説
Tis	癌が粘膜内にとどまり，粘膜下層に及んでいない
T1a	癌が粘膜下層までにとどまり，浸潤距離が1,000μm未満である
T1b	癌が粘膜下層までにとどまり，浸潤距離が1,000μm以上であるが固有筋層に及んでいない
T2	癌が固有筋層まで浸潤し，これを越えない
T3	癌が固有筋層を越えて浸潤している

大腸内視鏡
診断の基本とコツ

エキスパートならではの見かた・着眼点で
現場の疑問をすべて解決

第1章 診断の前に

1 解剖と観察手順

卜部祐司, 永田信二

1 大腸の解剖

1) 大腸の区分

　大腸内視鏡観察を行う際に大腸の解剖を頭に入れておくことは重要である．大腸は長さが約120～170 cmの管腔臓器であり，腹腔内を一周するように走行している．大腸は口側から盲腸，結腸，直腸と大きく区分され，結腸はさらに上行結腸，横行結腸，下行結腸，S状結腸に分けられる（図1）．

　盲腸，上行結腸，下行結腸，直腸は後腹膜に固定されているが，横行結腸とS状結腸は腸

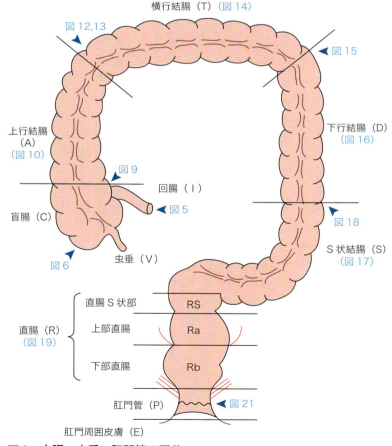

図1　大腸，虫垂，肛門管の区分

間膜を有し可動性に富んでおり，内視鏡挿入時に伸張しやすくループ形成を伴う．

2）大腸壁の構造

大腸壁の構造は「粘膜」「粘膜下層」「固有筋層」「漿膜下層」「漿膜」の5層からなりたっている（図2）．大腸壁は3～5 mmで胃壁の約1/2の厚さである．

粘膜は0.2～0.4 mmの厚さであり，一層の円柱上皮に覆われ，吸収上皮細胞とそのなかに多数の杯細胞が存在する．杯細胞は粘液を産生し，Lieberkühn陰窩を形成する．陰窩の粘液開口部をインジゴカルミンやクリスタルバイオレットなどの色素を撒布して内視鏡観察すると，類円形の小さな孔（**pit**）として観察され，このpitの形態を詳細に観察することによって，**大腸病変の質的診断**が可能となる．また，大腸粘膜の表面には腸管の横径に並行して走る無数の溝（無名溝）があり，色素検査により明瞭に描出できる（図3）．

正常大腸では，粘膜下層を網目状に走行する血管網が観察できる（図4）．しかし，大腸粘

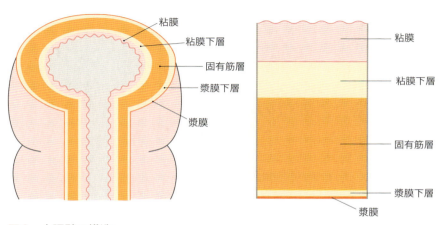

図2　大腸壁の構造
大腸癌研究会ホームページ（http://www.jsccr.jp/forcitizen/comment02.html）より

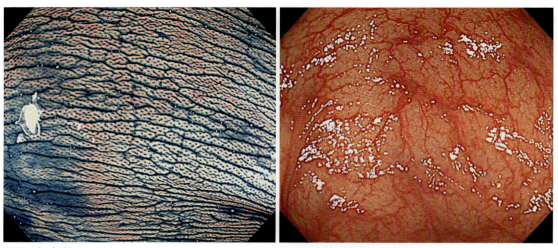

図3　無名溝　　　　　　　　　　　　　　**図4　血管透見像（正常像）**

膜が炎症や腫瘍に修飾されると，この血管網の透見性が低下あるいは消失する．**血管透見**を意識して大腸内視鏡観察を行うことは潰瘍性大腸炎における炎症の有無や程度の判定，表面型腫瘍を発見する際に有用である．

結腸の筋層は消化管では2層にわかれ，内側が輪走，外側が縦走で，外側の縦走筋が3カ所に集まって結腸ヒモを形成する．3本の結腸ヒモは直腸S状部で癒合し，直腸縦走筋として直腸の全面を覆う構造のため，直腸では筋層は厚く，結腸の筋層は直腸と比べて薄くなっている．なお，結腸ヒモは腸管の長さより若干短くなっており収縮もしやすいため，腸管が同部で手操られ，結腸でハウストラと半月ヒダが形成される．ハウストラは外方に突出する袋状に観察され，左半結腸と比べて右半結腸で目立つ．

3）大腸の血管

大腸を栄養する血管は，①右半結腸を栄養する上腸間膜動脈系である回結腸動脈・右結腸動脈・中結腸動脈，②左半結腸と直腸を栄養する下腸間膜動脈系である左結腸動脈・S状結腸動脈・上直腸動脈，③下部直腸を栄養する内腸骨動脈の分枝である中下部直腸動脈に分けることができる．このため上腸間膜動脈系と下腸間膜動脈系の支配血流境界にあたる左結腸曲近傍では乏血になりやすく，**虚血性大腸炎**の好発部位となる．

2　正常内視鏡像と各部位の解剖

1）終末回腸（図5）

バウヒン弁から口側の小腸粘膜は絨毛状となり，大腸粘膜とは異なり光沢感がある．パイエル板，リンパ濾胞がみられる．

2）盲腸（図6）

バウヒン弁より奥の腸管腔であり，虫垂開口部により盲腸と確認できる．回盲弁上唇より

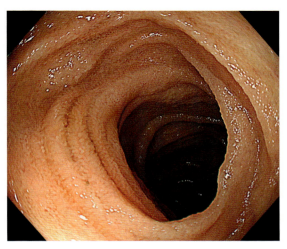

図5　終末回腸

脚側の囊状の部分で，右腸骨窩の部分に認める．3つの結腸ヒモは同部で癒合し，一層の縦走筋となって虫垂を覆う．また回盲弁の上唇と下唇は両端で融合し，小帯を形成し半月ヒダへ移行する（図7）．

> **Point**
>
> **Post colonoscopy colorectal cancer（PCCRC：内視鏡後発生大腸癌）**（図8）
>
> 図8は前回の大腸内視鏡検査で大腸癌がないと確認後，今回の検査で発見された大腸癌です．このような癌は「PCCRC」と呼ばれています．見逃し癌と急速発育癌が含まれています．この症例は大腸EMR後の経過観察として毎年内視鏡検査が施行されていました．バウヒン弁の同一円周上のヒダ裏にわずかな隆起として認め（図8Ⓐ▷），腫瘍全体を観察すると最大径20 mm大のLST-NG病変を認めました（図8Ⓑ）．

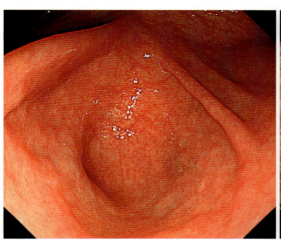

図6　盲腸

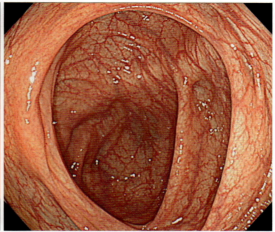

図7　回盲部（正常像）

Ⓐバウヒン弁付近　　　　　　　　　　　Ⓑ腫瘍全体

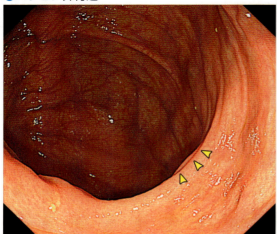
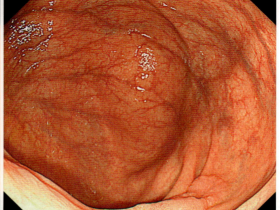

図8　PCCRC

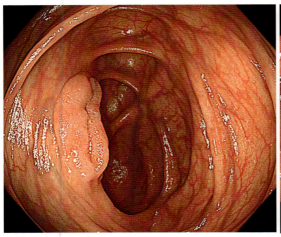
図9　バウヒン弁

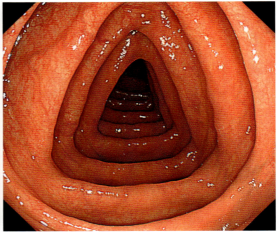
図10　上行結腸

3）バウヒン弁（図9）

バウヒン弁は上唇と下唇からなる．
内視鏡が直線化されて挿入されていた場合，肛門から約70 cmである．

4）上行結腸（図10）

後腹膜に固定されている．ハウストラ（結腸膨隆）は深く厚い．

> **Point**　**洗腸液を吸引しましょう**（図11）
> 内視鏡抜去時に洗腸液を吸引していますか？
> 体位変換していますか？
> 洗腸液がたくさん残ってるのについそのままスコープを抜去していませんか？
> 上記の項目を怠っていると痛い目にあうことがあります．図11の症例は上行結腸肝彎曲よりに洗腸液がたくさん残っていました（図11 Ⓐ）．洗腸液を吸引してみると最大径5 mmの0-Ⅱa＋Ⅱc病変を認めpT1b癌でした（図11 Ⓑ）．
> しっかりと洗腸液を吸引して観察しましょう．

5）肝彎曲部（図12）

肝臓に接しており内視鏡下では青斑（図12◁）として観察される．
内視鏡が直線化されて挿入されていた場合，肛門から約60 cmである．

Ⓐ洗腸液吸引前　　　　　　　　Ⓑ洗腸液吸引後の通常観察

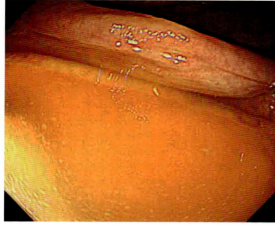
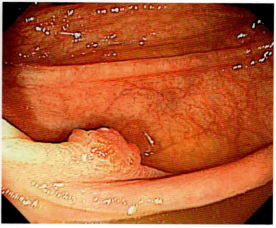

Ⓒ洗腸液吸引後のインジゴカルミン撒布後

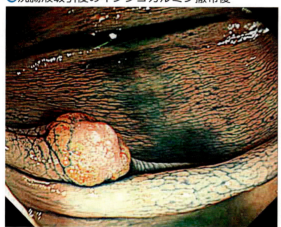

図11　洗腸液を吸引して現れた癌

> **Point**　見逃しやすい場所〜横行結腸肝彎曲〜（図13）
> 横行結腸肝彎曲はスコープが抜けやすい部位です．特に空気量が多いとスーと抜けてしまいます．空気量を減じてスコープを捻りながらヒダ裏まで詳細に観察することが必要です．図13の症例は管腔を真っ直ぐに抜くと腫瘍の同定はできませんが，アップアングル（またはダウンアングル）をかけながらヒダ裏を観察しながら抜去すると発見できました．

6）横行結腸（図14）

　3カ所の腸紐の部を頂点とする三角形様の管腔として観察される．横行結腸は横行結腸間膜が付着しており固定されていない．結腸曲は腸間膜を有する横行結腸の部分で，後腹膜に固定されており，上行結腸や下行結腸に移行する境界線となっている．

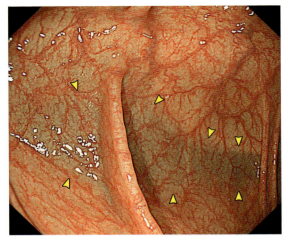

図12　肝彎曲部

Ⓐ管腔を真っ直ぐに抜く　　　　　　　　Ⓑヒダ裏に腫瘍があった

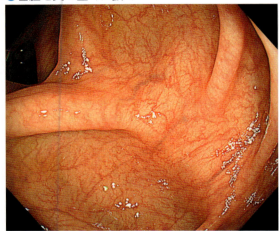
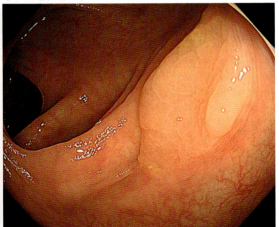

図13　横行結腸肝彎曲

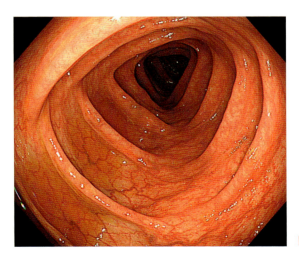

図14　横行結腸

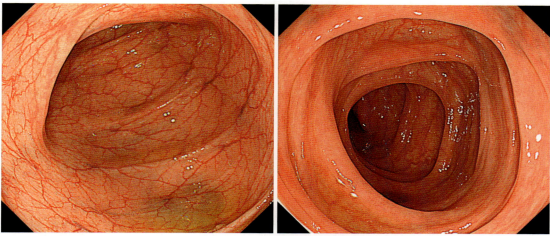

図15　脾彎曲部　　　　　　　　　図16　下行結腸

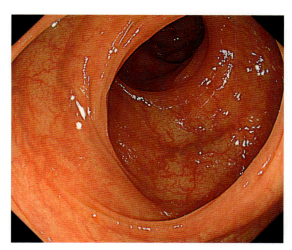

図17　S状結腸

7) 脾彎曲部（図15）

脾彎曲部は屈曲が強い．
内視鏡が直線化されて挿入されていた場合，肛門から約40 cmである．

8) 下行結腸（図16）

左結腸曲から腸骨稜の高さにあるS状結腸起始部に至る腸管をさす．後腹膜に固定されており，前面は腹膜に覆われている．

9) S状結腸（図17）

腸骨稜の高さから岬角の高さに存在し，腸間膜に覆われている．走行や長さに個人差が大きく，大腸内視鏡挿入困難例を決定する因子となる．S状結腸間膜を伴っており腹腔内に遊離し体位や内視鏡の挿入時に空気量や挿入方法（push法，right turn shorting法）により容易に変化する．S状結腸と下行結腸の結合部であるSD junctionは強い屈曲で内視鏡挿入時に

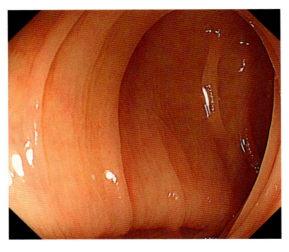

図18 SD junction

スムーズに挿入できるかどうかが最大のポイントとなる（図18）.

10) 直腸S状部

岬角の高さから第2仙椎下縁の高さまでの腸管をさす．同部は解剖学的に結腸に分類されるが，**脈管系は直腸に分類**される．

11) 直腸

直腸粘膜は結腸と比べて厚く，肛門管付近では血管やリンパ管に富んでいる．

直腸の解剖学的な構造としては，S状結腸〜直腸移行部で直腸は仙骨前面に沿って腹側に屈曲し（仙骨曲），肛門管に移行する直前で再び下方に彎曲（会陰曲）する．

内視鏡で直腸を観察すると，3つのヒダが観察される．口側から順に，上直腸横ヒダ（上Houston弁），中直腸横ヒダ（中Houston弁），下直腸横ヒダ（下Houston弁）となる（図19）．これらは横走ヒダであり，上・下直腸横ヒダは左側に，中直腸横ヒダは右側に位置する．また中直腸横ヒダはKohlrausch皺襞とも呼ばれ，3つのヒダのなかで最も突出し，上部直腸と下部直腸の境界となる．腹膜反転部はこのKohlrausch皺襞の位置にあり，腸管前方で女性では直腸子宮窩（Douglas窩），男性では膀胱直腸窩を形成している．下部直腸（Rb）は肛門縁から中ヒューストン弁まで，上部直腸（Ra）は中から上ヒューストン弁まで，直腸S状部（RS）は直腸からS状結腸の屈曲部が目安である．

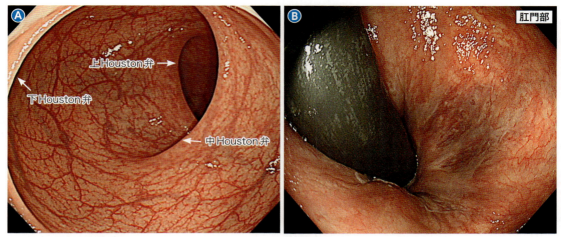

図19 直腸の内視鏡像（正常像）

> **Point** スコープ反転していますか？（図20）
>
> 直腸でスコープを反転していますか？ 直腸を順方向しか観察していないと大変な目にあうことがあります．直腸を反転観察した際空気量がすくないと腫瘍は観察できませんが，図20は空気を入れて観察すると腫瘍が発見できた症例です．反転のコツは仰臥位で空気をたくさん入れてアップアングルをいっぱいにかけて反転することです．ただし，やせた人，術後の人などでは反転できないことがありますので無理な操作はやめましょう．たまに直腸破裂したと聞くことがあります．

12）肛門管（図21）

重層扁平上皮と円柱上皮の境界である歯状線から肛門縁までである．スコープ反転ではじめて観察される．

3 大腸内視鏡による観察手順

1）観察の基本

残渣や気泡の除去は観察の基本である．観察時には残渣や腸液に隠れた病変を見逃さないように，可能な限り吸引し観察を行う．気泡はガスコン水による洗浄で除去できる．平坦な鋸歯状病変は病変部に残渣が付着していることが多く，洗浄前の観察も重要である．

ⓐ 空気が少ない場合

ⓑ 空気が多い場合

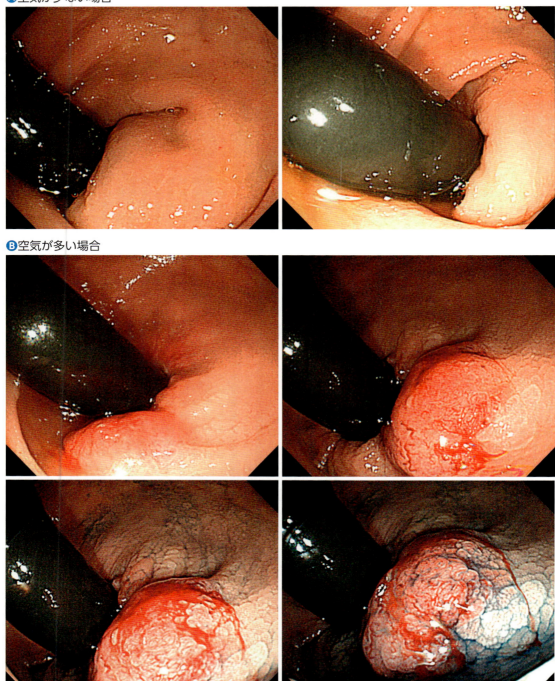

図20　空気を入れたスコープ反転観察が有用だった症例

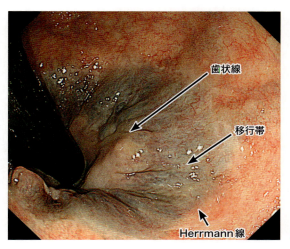
図21 肛門管

　空気量の調整も大腸内視鏡観察で重要である．空気量が少ないと死角が多くなるため，検査時には十分な送気を行い，腸管を進展し観察する[1]．ただし，平坦隆起型病変や陥凹型病変の拾い上げでは，送気し管腔を進展させた状態よりも，少し脱気させ**管腔を虚脱させた状態で観察した方がよい**[2]．送気しても管腔が広がらない場合は体位変換を試みる．右側結腸の観察時は左側臥位，左半結腸の観察時は右側臥位，直腸では左側臥位で観察すると，腸液や残渣が下方に，空気が上方に移動し，管腔が広がり観察しやすくなる[3]．
　蠕動が強く十分な観察が困難な場合は抗コリン薬の追加やグルカゴン（1/2〜1A）の静注投与を行う．また，蠕動が強く観察が困難な場合は先端フードを装着して，ヒダをめくるように観察するとよい．被験者の過緊張が原因で腸管蠕動を強い場合は鎮静薬の併用や増量が有用である．
　病変を発見した際には十分な水洗後に観察を行う．色素撒布の際，色素に病変が浸かって観察が十分に行えない状況では，適宜体位変換を行い，重力方向と反対側に病変をローテーションさせ観察する．次に部位ごとに内視鏡観察の手順について説明する．

2）挿入時

　大腸内視鏡観察は盲腸到達後に抜去しながらの観察が基本であるが，**挿入時の観察も重要**である．管腔の全体を占める腫瘍や丈の高い腫瘍がある場合では，スコープの通過によって出血をきたすことがあるため，深部挿入前に観察を行う．

3）回盲部

　抜去時の観察で最初に観察するのが，回盲部である．盲腸到達後は，虫垂入口部に対して，虫垂癌の存在を頭に入れながら観察を行う．**虫垂観察時には虫垂開口部に近接**して写真撮影を行う．稀に虫垂開口部の病変が虫垂内に隠れることもあり注意深い観察が必要となる（図22）．**バウヒン弁の裏側**も死角になりやすいため，必ず観察を行う（図23）．また，病変の好発部位である回腸末端の観察も忘れてはいけない．

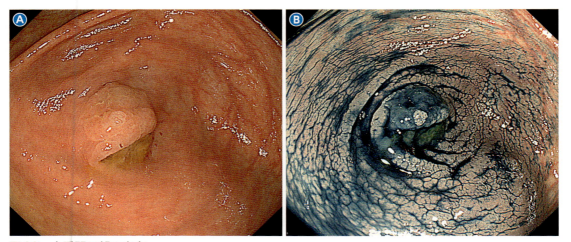

図22　虫垂開口部の病変

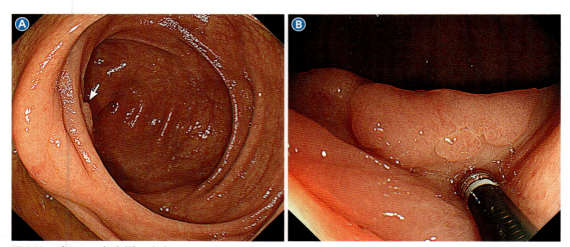

図23　バウヒン弁裏側の病変

4）上行結腸

　　上行結腸はハウストラが深く，死角になる部位が多いため，空気量を変えながらの観察が有用である．脱気時に，スコープでハウストラを潰すようにして観察することでヒダ裏の観察が可能となる．また，盲腸付近でスコープを反転させ，肝彎曲付近まで引き上げながらの観察も有用である．ノントラウマティックチューブ（オリンパス社）を用いて機械的にヒダを押しのけたり（図24，第2章-1参照），先端フードで死角手前のヒダを抑えたりしての観察も有用である[4]．

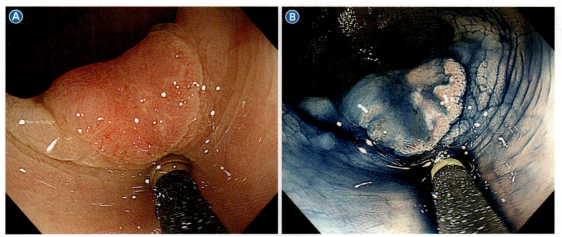

図24　ノントラウマティックチューブが有用であった症例

5）横行結腸

　スコープを直線化し，細かく出し入れすることをくり返すjugging操作により死角部を減らすことができる．スコープの**反転観察**も有用である．肝彎曲部，脾彎曲部，横行結腸中部の屈曲部などの死角になりやすい部位では，空気量の調節や体位変換に加えて，スコープを押し込みつつ対側の壁にスコープを押し当てながら覗き込みように観察する．

6）下行結腸〜S状結腸

　下行結腸はハウストラも深くなく管腔も広いため観察しやすいが，S状結腸は屈曲をしており，S状結腸を短縮して挿入した場合は十分に送気を行いながら観察する．急にスコープが抜けてしまう場合には，腸管を進展させループを形成しながら観察することによって死角を減少できる．

7）直腸〜肛門

　直腸は腺腫や癌だけでなく，カルチノイドや内痔核などの病変の多い部位である．管腔が広いため観察は行いやすいが，Houston弁が高い症例では死角ができやすいため注意が必要である．肛門管付近の**下部直腸**観察ではスコープ先端の後側が死角となるため，反転操作が有用である[5]．ただし，スコープの直腸内反転は抵抗がある場合や患者が苦痛を訴える場合に無理をすると穿孔を生じることがあり注意する．どうしても反転操作による観察が必要な場合には，細径スコープなどに変更するとよい．引き抜き観察時に脱気しながら，弱拡大にしてゆっくりと観察することによっても下部直腸の死角を減らすことができる．

■ 文献

1）田中信治：17）観察時のポイント-6．正確な質的診断のための通常観察のポイント．「ワンポイントアドバイス　大腸内視鏡検査法」（五十嵐正広，田中信治/編），pp290-291，日本メディカルセンター，2004
2）岡　志郎，田中信治：1．大腸病変の拾い上げ診断．「症例で身につける消化器内視鏡シリーズ　大腸腫瘍診断　改訂版」（田中信治/編），pp57-61，羊土社，2014
3）岡　志郎，田中信治：2）通常内視鏡診断の基本とコツ；表面型早期癌．消化器外科，34：229-237，2011
4）岡　志郎，他：トラブルを回避するためのポイント死角になりやすい部位をどう観察するか．消化器の臨床，15：658-662，2012
5）鈴木康元：スムーズな挿入のコツと観察のポイント肛門〜直腸の挿入・観察．消化器の臨床，15：607-609，2012
6）「大腸癌取扱い規約（第9版）」（大腸癌研究会/編），金原出版，2017

第1章 診断の前に

2 所見の読み方

岡 志郎

はじめに

　大腸病変の内視鏡診断手順としては，最初に病変の**個数（単発/多発）**，病変の**立ち上がり**，**表面性状**などを参考に**上皮性・非上皮性**を鑑別し，次に**色調**，**表面微細構造**，**硬さ**などの各内視鏡所見から**質的診断**を行う（図1）．その際，遠景，中間景，近景別にいろいろな角度（正面や側面）から空気量を変化させて観察する．空気量が多めの遠景像では病変全体の把握や辺縁硬化所見などによる浸潤所見の診断，近接像は表面微細構造の診断に有用である．各診断のポイントについて以下に解説する．

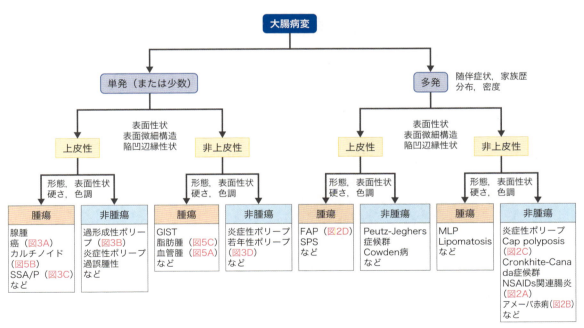

図1　大腸病変に対する内視鏡診断のフローチャート
SSA/P：sessile serrateD adenoma/polyp，GIST：gastrointestinal stromal tumor，FAP：familial adenomatous polyposis，SPS：serrated polyposis syndrome，MLP：multiple lymphomatous polyposis

1 病変の個数

　大腸病変の鑑別には，病変の**個数**（単発か多発か）が参考になる（図2）．上皮性・非上皮性に限らず**腫瘍性病変は単発から少数であることが多い**．一方で，潰瘍性大腸炎などの炎症性腸疾患，感染性腸炎，薬剤性腸炎のびらん・潰瘍は多発性のことが多い．多発性病変の代表例としてポリポーシスがあげられるが（図2 Ⓒ），これは患者背景や臨床経過，随伴症状が診断の一助となる．

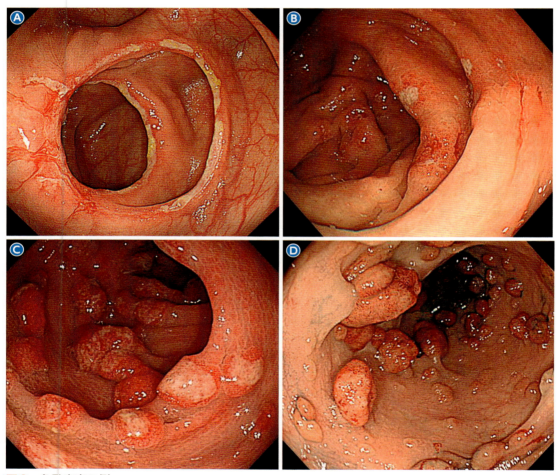

図2　多発病変の例

Ⓐ）NSAIDs関連腸炎．活動性の輪状潰瘍を認める
Ⓑ）アメーバ赤痢．多発性潰瘍とびらんを認める
Ⓒ）Cap polyposis．正常粘膜を介して多数のタコイボ状隆起型病変を認める
Ⓓ）家族性大腸腺腫症．びまん性に有茎性〜無茎性のポリープを認める

2 上皮性・非上皮性の診断

1）上皮性病変

　上皮性病変は，病変の境界が明瞭で表面構造や病変の立ち上がりが周囲の正常粘膜と異なる点で診断可能である．浸潤癌では病変の立ち上がりが正常粘膜で覆われるnon-polypoid growth（第3章-2図2）の形態を呈することがあるが，非腫瘍粘膜辺縁の性状（蚕食像，不整像）や病変全体の不整さにより非上皮性腫瘍と鑑別可能である．

2）非上皮性病変

　非上皮性病変の診断は，病変の境界が不明瞭で周囲の正常粘膜と病変が非腫瘍性粘膜で被覆されていることが確認できれば容易である．なお，高画素電子内視鏡では拡大観察を行わなくても通常観察の近接像のみで正常（Ⅰ型）pitが観察できる．

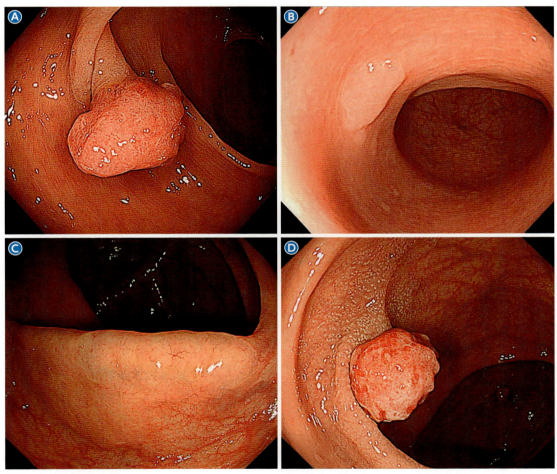

図3　上皮性病変の例
- Ⓐ）早期癌（T1b癌）．表面凹凸不整で発赤調の隆起型病変
- Ⓑ）過形成性ポリープ．表面平滑な白色調の扁平隆起型病変
- Ⓒ）SSA/P．表面平滑な白色調の扁平隆起型病変
- Ⓓ）若年性ポリープ．頭部の発赤は強く不整形のびらんを認める

3 腫瘍・非腫瘍の診断

1）上皮性病変

　　上皮性病変における腫瘍・非腫瘍の鑑別には，**色調と表面構造の観察が重要**である（p29 図3）．上皮性腫瘍性病変のうち最も頻度の高い腺腫は，正色〜発赤調で表面は比較的平滑である．明らかな癌は表面微細構造が不整で，浸潤とともに緊満感，表面粗造，びらん形成，さらに進むと決壊し潰瘍形成をきたす（図3Ⓐ）．

　　上皮性非腫瘍性病変の大部分は過形成性ポリープ（図3Ⓑ）であるが，白色調で表面平滑な無茎性の微小〜小病変で直腸に多発することが多い．過形成性ポリープと鑑別を要する病変としてSSA/P（図3Ⓒ）があげられるが，過形成性ポリープよりサイズが大きく平坦で右側結腸に好発することが多い．また，炎症性ポリープや若年性ポリープの多くは，有〜亜有茎性で表面平滑であるが，LPの炎症性変化に伴い病変表面に粘液付着，びらん，強い発赤を認め，腺管開口部は通常腺腫に比べ疎な非腫瘍性pitのため腫瘍性病変と鑑別可能である（図3Ⓓ）．

2）非上皮性病変

　　非上皮性病変における腫瘍・非腫瘍の鑑別には，**形態**，**硬さ**，**色調の観察が重要**である．

① 形態

　　形態診断で重要なことは，病変が均一な半球状か否か，多結節状・不整形か否か，広基性病変か否かを正確に診断することである．多結節状で不整形のSMTは悪性腫瘍の可能性が高い（図4）．

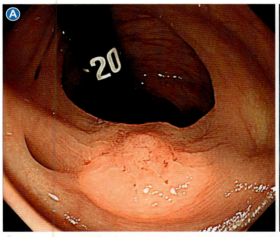
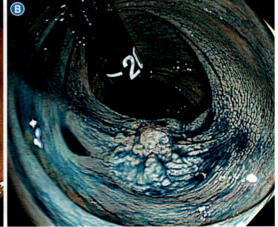
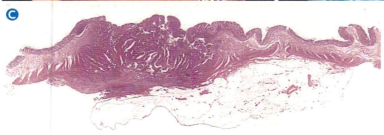

図4　SMT様の形態を呈する進行癌

Ⓐ）通常観察像．ヒダ集中を伴い中心部が発赤したSMT様の立ち上がりを呈する病変
Ⓑ）インジゴカルミン撒布像
Ⓒ）病理組織像（ルーペ像）．SSまで癌浸潤を認めた

② 硬さ

　硬さに関しては，**クッションサイン**（病変表面を鉗子で押すと陥凹し，離すと元の形態に戻る所見）が参考になる．クッションサイン陽性の場合には，血管性腫瘍・脂肪腫・リンパ管腫・悪性リンパ腫などの柔らかい腫瘍，クッションサイン陰性の場合には，gastrointestinal stromal tumor（GIST），平滑筋腫，カルチノイド，顆粒細胞腫などが鑑別にあげられる．

③ 色調

　色調に関しては，血管性腫瘍であれば暗紫色（図5Ⓐ），リンパ管腫では青色調（図5Ⓓ），脂肪腫（図5Ⓒ）やカルチノイド（図5Ⓑ）では黄白色調を呈することが多い．ただし，蠕動などの物理的刺激で発赤調を呈したり，潰瘍を形成することもあるため注意が必要である．なお，血管性腫瘍に対する安易な生検は大出血を生じるため**禁忌**である．

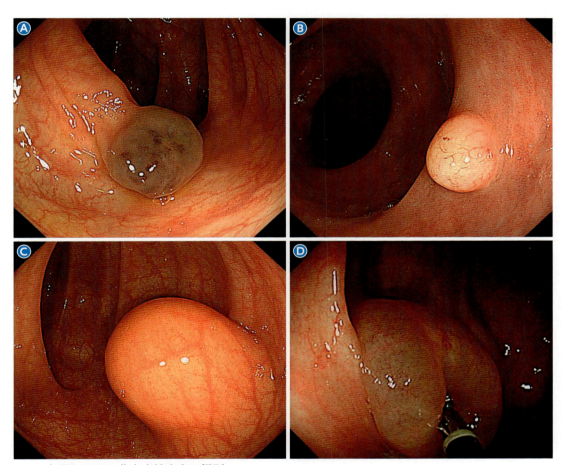

図5　色調からみた非上皮性病変の鑑別
Ⓐ）海綿状血管腫．暗紫色の分葉した隆起型病変
Ⓑ）カルチノイド．黄色調で半球状の隆起型病変．カルチノイドはSMTとして取り扱われるが，組織発生学的にはLP深部から発生する上皮性腫瘍である
Ⓒ）脂肪腫．表面平滑な黄色調の隆起型病変
Ⓓ）リンパ管腫のクッションサイン陽性像．鉗子圧迫で柔らかい病変であることが確認できる

4 腫瘍性病変の診断ストラテジー

腫瘍性病変の診断ストラテジーを図6に示す．通常観察に引き続き，色素が不要で簡便なNBIまたはBLI拡大観察を行い，間接的なpit様所見（surface pattern）と病変表層の微小血管構造（vessel pattern）を併せて評価することで質的診断が可能である[1,2]．

次にインジゴカルミン撒布による色素観察（コントラスト法）を行う．インジゴカルミン液は病変の陥凹部や溝などに貯留し，病変の凹凸や色調が強調される．インジゴカルミン撒布後に少しでも不整な腫瘍の表面構造が疑われた場合には，正確な診断を行うためにクリスタルバイオレット（染色法）を用いたpit pattern診断が必須である[3]．

さらに必要に応じて超音波内視鏡検査や注腸X線検査を追加することで，より精度の高い質的診断が可能となる．

文献

1) Oka S, et al : Clinical usefulness of narrow band imaging magnifying classification for colorectal tumors based on both surface pattern and microvessel features. Dig Endosc, 23 Suppl 1 : 101-105, 2011
2) Sumimoto K, et al : Clinical impact and characteristics of the narrow-band imaging magnifying endoscopic classification of colorectal tumors proposed by the Japan NBI Expert Team. Gastrointest Endosc, 85 : 816-821, 2017
3) 田中信治，他：大腸腫瘍拡大内視鏡観察のコツとピットフォール．Gastroenterol Endosc, 47：1128-1137, 2005

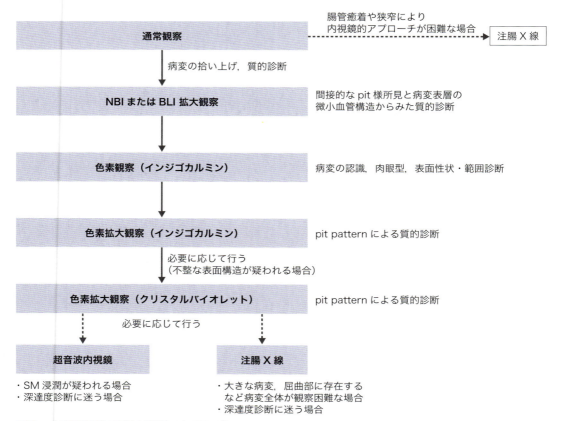

図6 大腸腫瘍性病変の診断ストラテジー

第2章 拾い上げ診断

① 観察にあたっての注意

鴫田賢次郎，永田信二

1 撮影・精査の準備

まず，精査に最適な体位を探すことが必要である．基本的には**病変対側に水が溜まるような体位**とすることで，腸液や病変を洗浄した水，色素撒布の際に使用したインジゴカルミンが病変周囲に溜まることなくきれいな写真を撮影していくことができる．ただし，大腸では体位や空気量で病変の見え方が大きく変わることがあるので，病変が観察しやすい体位を優先する場合もある（図1）．

2 病変の洗いかた　movie❶ movie❷

病変を洗うときは，**微温湯＋消泡剤＋プロナーゼ（プロナーゼMS）**を使用する．直接病変に水をあてると出血する場合があるので，病変周囲の粘膜にあてた**跳ね返り**で病変を洗うようにする．**病変を水に浸した状態（浸水下）**で洗浄すれば，水洗の勢いをやわらげ出血を押さえながら直接病変を洗うことができる．鉗子孔から空シリンジで空気を送り込み内視鏡内に残った洗浄水を押し出す操作は，水しぶきを発生させ出血しやすくするため避けるべきである．

[movie]

movie◯ アイコンのある箇所の解説動画が視聴できます
※通信料がかかります．

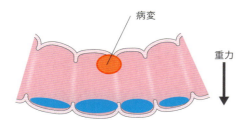 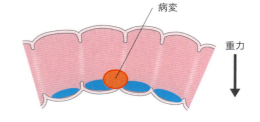

図1 病変が観察しやすい体位を考える

Q1 精査中に出血させてしまいました…．リカバリーできますか？

A1 奥の手はアドレナリン（ボスミン®），でも出血を避けるのが原則！

まずはやさしく水洗して自然止血するかどうか試す．出血がどうしても止まらないときは洗浄の水にボスミン®を数滴入れて洗うと出血が止まることがある．また，どうしても出血が止まらないときは，水洗した直後に撮影することでなんとか画像を確保できることもある．ただ，出血すると粘液や浸出液などの影響で染色もしにくくなるので極力出血は避けるのが基本． movie❸

3 写真を撮るコツ

精査は，体位変換を含めた病変の位置決め→通常観察→NBI観察→インジゴカルミン撒布→クリスタルバイオレット染色の順にすすめていく．

あとで各検査画像を一対一で比較検討するために，各段階で，**アングル**，**距離が同じ条件**でそろった画像を撮影することが重要であるが，精査中は水洗や吸引操作，拡大観察などによりスコープを動かすため，病変のアングルや距離が常に変わり，意識しなければ精査のはじめと終わりでは写真がそろわない．以降で，条件のそろった写真を撮るコツを紹介する（図2～5）．

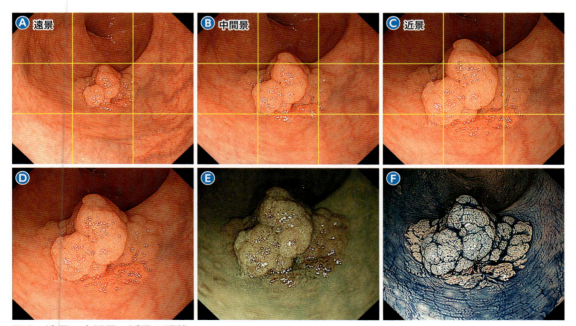

図2　遠景，中間景，近景の距離
Ⓐ）遠景，Ⓑ）中間景，Ⓒ）近景の距離感を意識しておくことで，Ⓓ～Ⓕのように各検査法で画像をそろえることができる

1）遠景，近景，中間景の距離感を意識する

病変によって異なるため正確な定義はないが，例えば図2の症例であれば，遠景像は病変と管腔との位置関係がわかる画像で，画面の約1/3を病変が占める程度の距離（図2Ⓐ），近景は病変が最も強調されるような写真で，画面の約2/3を病変が占める程度の距離（図2Ⓒ），中間景は遠景と近景の中間程度の距離（図2Ⓑ）である．

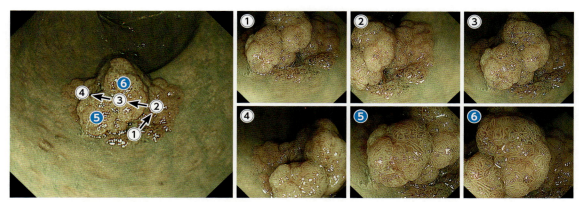

図3　部位と順番を決めて撮影された拡大観察
弱拡大では①→②→③→④→❺→❻の順に撮影するというルールを決め，関心領域を隆起部の❺と❻に決定して，拡大観察に進んでいく

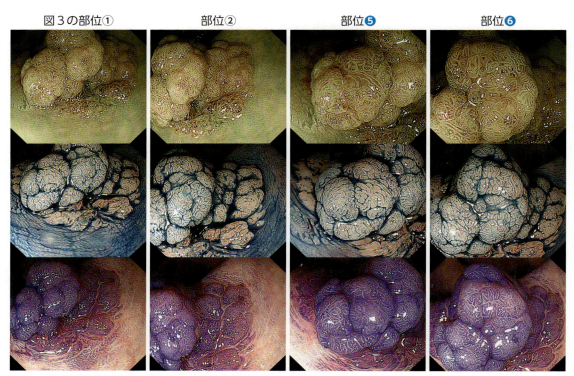

図4　部位と順番を決めて撮影された拡大観察（NBI，色素）
部位と順番を決めて撮影されているため，NBI画像・インジゴカルミン撒布像・クリスタルバイオレット染色像を一対一で対比させることが可能となる

2）弱拡大では撮影するルールを決める（図3，4）

　拡大率を上げていくと，NBI・インジゴカルミン撒布・クリスタルバイオレット染色のそれぞれで撮影している部位がバラバラになってしまうことがよくある．これを防ぐためには，**病変のなかで撮影する部位と順番を決めて（ルールを決めて）**同じように撮影していくことが重要である．また，後で見直したときにどこの部位を撮影しているかわかるように，少しずつずらして画像を撮影していく．

3）関心領域を決めておき，拡大率を徐々に上げていく

　通常観察や弱拡大で関心領域を決めておき，最後にその関心領域について弱拡大から徐々に拡大率を上げていく．最初から拡大率を上げて観察すると，不用意な出血をきたし，最後まで精査を完遂することができなくなることがある．NBI観察で拡大率を上げた際に病変に接触して出血させてしまいそうな場合は，**先にインジゴカルミン撒布**を行って，クリスタルバイオレット染色をする前の水洗後にNBI拡大観察を行うことで，出血の影響を最小限にすることができる．

Q2　病変は画面のどこにもっていけばよいですか？　movie❹

A2　画面の中央，もしくは6時方向に

　病変は基本的には画面の中央もしくはやや6時方向にもってくる．絵画や写真などを美しくまとめるための画像構成を構図というが，内視鏡画像でも日の丸構図や三分割構図を用いると安定する（図6）．
　ノントラウマティックチューブ（オリンパス社製）を使用して病変を押さえるときには，チューブが出る鉗子孔が何時方向かを確認して，うまく押さえられる位置に病変をもってくることが重要である（図7）．

Q3　病変が接線方向で観察しにくいときは？　movie❺

A3　ノントラウマティックチューブ使用 or スコープ反転操作を行う

　空気量や体位変換で病変が観察しやすくなる位置を探し，それでも正面視できない場合は，ノントラウマティックチューブなどを使用して病変周囲を押さえ，正面視させる工夫を行う．アングルのダウン操作（+左右アングル）とスコープの押し引き，ノントラウマティックチューブの長さ調節をうまく行うことが重要である．それでも正面視できない場合はスコープ反転操作を試みる（図8，9）．

第2章 拾い上げ診断

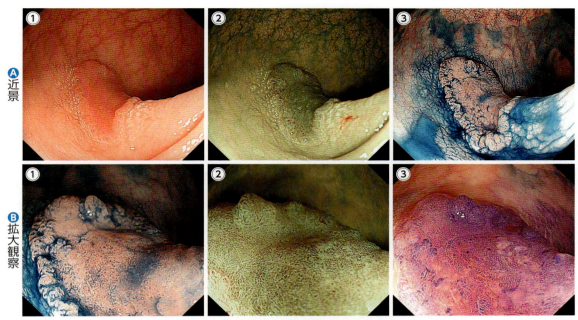

Ⓐ 近景
Ⓑ 拡大観察

図5 距離・アングルが同じ条件で撮影された精査内視鏡画像（S状結腸，0-Ⅱa＋Ⅱc）
距離・アングルが同じ条件で撮影された精査内視鏡画像．
Ⓐ）①通常観察，②NBI，③インジゴカルミン撒布像，Ⓑ）①インジゴカルミン撒布像，②NBI，③クリスタルバイオレット染色像

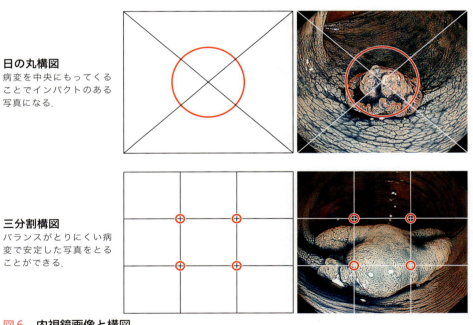

日の丸構図
病変を中央にもってくることでインパクトのある写真になる．

三分割構図
バランスがとりにくい病変で安定した写真をとることができる．

図6 内視鏡画像と構図

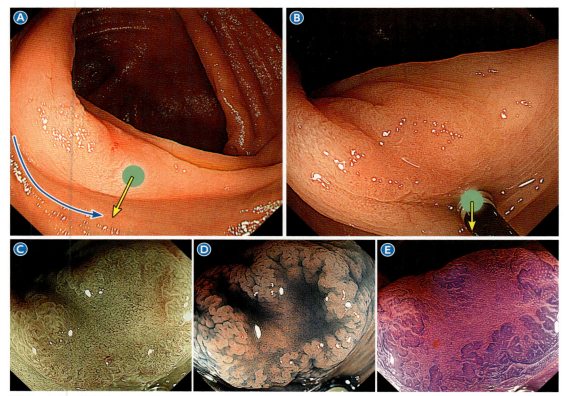

図7 病変の位置取りの工夫
Ⓐ）バウヒン弁上の0-Ⅱc．緑丸の部分を押さえて黄色矢印の方向に押し下げたいが，この位置取りではうまく押さえられないため，病変を反時計回りに少し回転させる
Ⓑ）この位置にもってくることにより緑丸の部分を黄色矢印方向に押さえることができるようになる
Ⓒ〜Ⓔ）位置を変えることによりNBI，インジゴカルミン撒布，クリスタルバイオレット染色で詳細な観察が可能となった

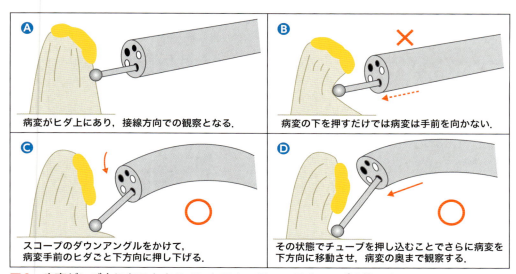

図9 病変がヒダ上にあるときのノントラウマティックチューブの使い方

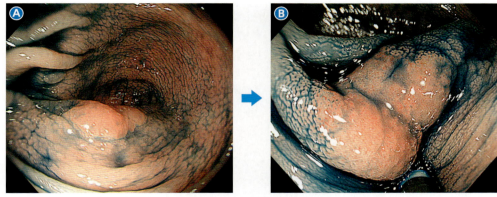

Ⓐ）横行結腸のヒダ上にある病変．接線方向にあり観察しにくい
Ⓑ）ノントラウマティックチューブを使用して病変を正面視して観察する

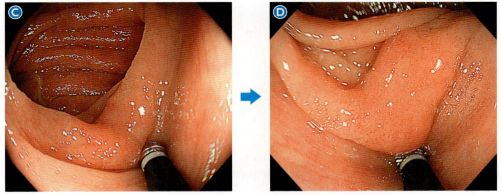

Ⓒ）ノントラウマティックチューブで押さえるだけでは，病変は正面を向かない
Ⓓ）スコープのダウンアングルをかけて病変の手前のヒダごと6時方向に押し下げ正面視する

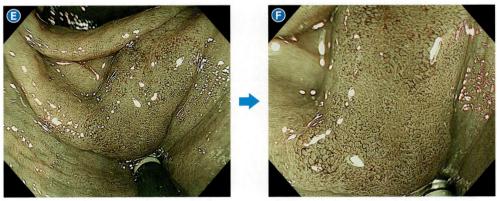

Ⓔ，Ⓕ）拡大観察のピントを合わせるときは，ノントラウマティックチューブの出し入れ操作により距離を調整する

図8　病変が接線方向にあり観察しにくいときの工夫

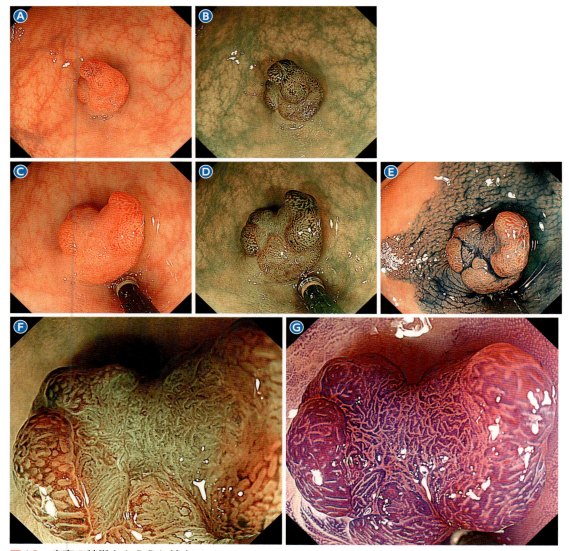

図10　病変の特徴をとらえた精査
Ⓐ, Ⓑ）直腸 Ra の隆起型病変．隆起の側面に陥凹が観察される
Ⓒ, Ⓓ, Ⓔ）ノントラウマティックチューブを用いて陥凹部を正面視で観察
Ⓕ, Ⓖ）陥凹部の拡大観察．JNET 分類 Type 2B，V₁型軽度不整であり，Tis 癌と診断した

4　精査を進めていく際のポイント　movie❻ movie❼

　　　精査は，美しい写真を撮影することが目的ではなく，その病変の特徴を理解した意味のある写真を撮影しなければならない．

1) 質的・量的な診断

　　　例えば，空気量を変えた写真を撮る際は，平坦病変では空気変形がしっかり表現されるように，隆起型病変では皺壁集中が評価できるような写真を撮影する．また，病変が複数のコ

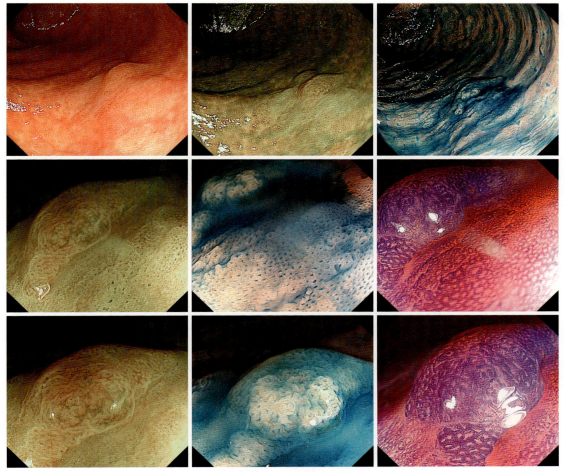

図11 複数のコンポーネントからなる腫瘍の精査
上）上行結腸のO-IIa
中）平坦部は開II型piでありSSA/Pの所見
下）隆起部は管状pitが観察され，SSA/P with cytological dysplasiaと診断された

ンポーネントから構成されていれば，各コンポーネントのそれぞれの特徴がわかるような写真を撮影する（図10，11）．巨大なLSTのような病変では，すべての領域を強拡大で撮影する必要はなく，弱拡大で全体を観察し，強拡大は関心領域のみでよい．ただし，陥凹病変のようにIIIsやV₁型pitの出現頻度が高いような病変では，できるだけ拡大率が高い写真を撮影するようにする．陥凹部を明瞭に表現したい場合は，全体にインジゴカルミンを撒布した後に追加で病変のみにインジゴカルミンを撒布することもある．

2）内視鏡治療に向けた診断

　質的・量的な診断だけでなく，内視鏡治療に際して必要となる項目もチェックしておく．周囲に憩室はないか，虫垂開口部やバウヒン弁，歯状線との位置関係はどうか，などのポイントがわかる写真を撮影し，さらに，病変へのアプローチする際のスコープの操作性がよいかどうか，病変が水没する体位はどれか，反転は可能かなどコメントとして記載しておくとよい（図12）．

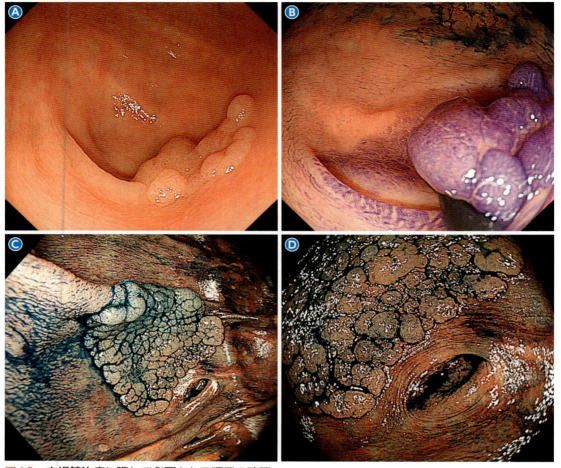

図12　内視鏡治療に際して必要となる項目の確認
Ⓐ，Ⓑ）盲腸のO-Ⅱa．虫垂開口部内進展がないことを確認しておく
Ⓒ，Ⓓ）上行結腸LST-G（顆粒均一型）．近傍に憩室があるため，内視鏡治療時には注意が必要となる

Q4　蠕動が強いときに写真をきれいに撮るコツは？

A4　精査は手際よく，最低でも関心領域だけは撮影する

　きれいな写真を撮影しようと十分に水洗したり，多くの写真を撮影したりして時間をかけていると，蠕動が出現しクリスタルバイオレット染色までたどり着けないことがある．精査は時間をかけ過ぎず，手際よく必要な写真を過不足なく撮影していくことが最も重要である．蠕動が起こりにくくするためにブスコパン®を洗浄水に加えることにより，蠕動をある程度抑制することができ有用である．また，強い蠕動が生じてしまった際には，深達度診断や治療方針にかかわるような最も重要な関心領域を中心に撮影する．

第2章 拾い上げ診断

2 病変拾い上げのポイント

樫田博史

はじめに

見逃しなく病変を拾い上げるためのポイントは，被検者側の要素，術者側の要素，スコープやデバイスの要素に大別される（表）．

1 見逃しの少ないスコープ抜去の基本

1）蠕動抑制

臭化ブチルスコポラミンは，海外のガイドラインでも推奨されている．筆者は，禁忌例を除き全例でスコープ挿入時から使用している．筋注の場合は1 A（20 mg）使用するが，静脈注射の場合は頻脈をきたしやすいので，途中で追加投与する可能性も考慮して，1/4〜1/3 A（5〜6.7 mg）ずつ，小分けに投与している．なお海外のガイドラインでは，鎮静を使用する方が，しない場合よりも腺腫発見率（adenoma detection rate：ADR）が向上するとされている．

> **Point**
> **Adenoma detection rate（ADR）とは？**
> 大腸内視鏡医のADRとは，検診目的の大腸内視鏡において，その医師が腺腫を1個以上検出した被検者の割合である．検診大腸内視鏡の質の尺度として使用され，一般にADRが高い内視鏡医ほど，質の高い大腸内視鏡を実施していると見做される．腺腫以外のポリープを含めたpolyp detection rate（PDR）など，いくつかのバリエーションも存在する．

表 病変を拾い上げるためのポイント

1. 被検者側の要素	・腸管洗浄度 ・蠕動 ・鎮静
2. 術者側の要素	・スコープ抜去方法 ・スコープ抜去時間 ・各種病変に対する知識，経験
3. スコープやデバイスの要素	・スコープの解像度，視野角 ・画像強調 ・補助デバイス：先端アタッチメント，その他 ・AI

2）残渣の除去

残渣・残液は徹底的に除去・吸引する必要があり，決して手を抜いてはならない．この際，**Water jet付きスコープ**はきわめて有用である．その機能を有さないスコープを使用する場合は，鉗子孔に金属アタッチメントを装着し，ポンプと接続する[1]．洗浄用の水は水道水でよいが，粘液除去や気泡発生防止のために，少量のジメチコン（ガスコン®）水を混入している．なお，EUS施行時はガスコン®なしの蒸留水，ESD施行時はガスコン®入り生理食塩水を用いている．冷水は蠕動を惹起するので，体温程度に加熱しておくのが望ましい．

3）送脱気

① スコープが盲腸に到達した直後の大腸は短縮された状態であるので，ある程度送気しながら観察しないと，ヒダとヒダの間の病変は見逃されてしまう可能性が高い

② 送気しすぎるとハウストラがパンパンに膨張し，半月ヒダが突っ張ったようになって，却ってヒダ裏が見えにくくなる

③「竹藪のなかでじっとしているトラは見つけにくい」と言われるが，トラが動いた瞬間にその存在に気づくことが多い．ポリープが動くことはないが，送気・脱気を繰り返すことにより大腸の形態が変化するので，接線方向で見えにくかったポリープが正面むきになったり，ヒダ裏が一瞬見えたりすることがある．また，壁が動いた瞬間に微小な発赤斑に気づくこともある．病変による壁変形やヒダのひきつれがある場合も，周囲と比べて不自然な動きをする箇所に注目すると病変に気づくことがある．送気ばかりするのではなく，**ダイナミックに送気と脱気を繰り返しながら病変を探す**のがよい

④ 残渣除去の際には吸引するので，引き続く観察のためには送気が必要となる．結果的に脱気と送気が繰り返される

4）スコープ操作

ヒダ裏の病変を見逃さないため，スコープ先端をらせん状に動かしながら抜去していく．スコープ先端でヒダを倒しながら観察するイメージである．

5）盲点と体位変換

① 大腸には，解剖学的構造のために，見えにくい部位が存在する．**回盲弁の裏側，上行結腸などのヒダ裏**，肝彎曲や脾彎曲のような**屈曲部の特に内側，直腸下部～肛門管**などである．これらの盲点の存在を知り，特に丁寧に観察する必要がある

② 体位変換すると盲点部の観察が容易になることがある．スコープ挿入時に見えていた病変が抜去時にみつからない場合は，挿入時の体位に戻してみる．他院で指摘されていた病変がみつからない場合は，見つかるまで，いろいろな体位を試してみる

6）スコープ抜去時間

ある程度ゆっくり時間をかけて抜去する．抜去時間6分未満の術者と6分以上の術者でADRに有意な差があったという有名な論文があり，以来，海外のガイドラインなどにおいて，**抜去に少なくとも6分以上かける**ことが推奨されている．上記のような注意点を遵守していれば，必然的に6分は超えるであろう．ただし，時間さえかければよいというわけではなく，漫然と見ていてはいけない．

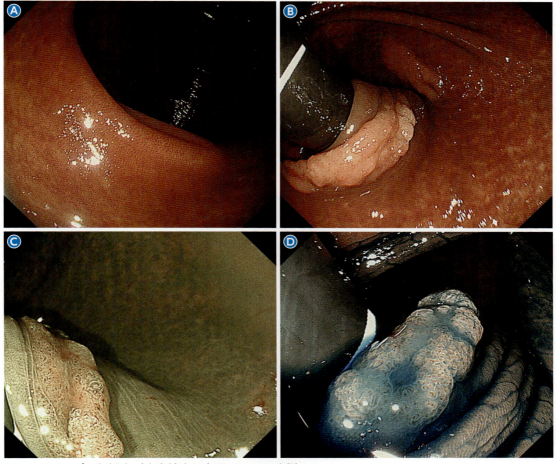

図1　スコープ反転観察が病変検出に有用であった症例
- Ⓐ）通常の前方視でみた上行結腸（一見回盲弁のように見えるが，そうではない）
- Ⓑ）同部位のヒダの反転像．Pseudomelanosis coliによる褐色調の粘膜のなかに褪色調の平坦病変が2つ検出された
- Ⓒ）同　NBI弱拡大像　　Ⓓ）同　インジゴカルミン撒布弱拡大像

Q1 スコープ反転操作は有用でしょうか？

A1 特に上行結腸や下部直腸の観察で有用

　上行結腸には高いヒダが連続的に存在し，いわゆるヒダ裏の病変は見逃されやすいため，多くの海外文献が，上行結腸での反転観察を推奨している（図1）．下部直腸の観察にもスコープ反転が有用であり，十分に送気し，スコープを回転させながら全周を観察する（図2ⒶⒷ，図3ⒶⒷ）．ただし，肛門管はスコープ反転観察ではスコープ自体に視野を遮られてしまうので，前方視での順行性の観察も重要である．その際，送気しすぎると却って盲点が増える（図3Ⓒ）ので，脱気によって粘膜を内視鏡の視野に引き寄せて観察する（図2Ⓒ,

第2章　拾い上げ診断

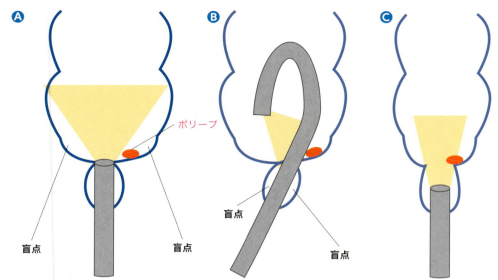

図2　下部直腸と肛門管の盲点
Ⓐ）前方視で送気し過ぎると下部直腸は盲点になる
Ⓑ）反転観察すると直腸下部が見やすくなるが，肛門管はスコープ自身に遮られて盲点となる
Ⓒ）前方視で脱気しながらスコープを引いてくると，直腸下部から肛門管内が見やすくなる

図3 Ⓓ）．肛門管はレンズと粘膜が近いので，焦点距離の短い near focus や弱拡大にすると観察しやすくなる．

Q2　先端アタッチメント（フード，キャップ）は有用でしょうか？

A2　先端アタッチメントやデバイスによってADRが改善したという報告は多いが，通過が困難になる場合などもある

　主にヒダ裏の病変を検出する目的で先端アタッチメント（フード，キャップ）は広く使用されている．装着しない場合より装着するほうがADRが改善したという報告が多いが，差がなかった，とする文献もある．残渣が多い場合はアタッチメントにひっかかって視野を妨げる可能性がある．スコープの挿入を容易にするという報告も多いが，やせた被検者や癒着症例などでは逆に屈曲部の通過が困難になる場合もある．大腸のどの部分でも使用できるが，肛門は狭くて粘膜面がスコープのレンズに近すぎて観察しにくいが，先端アタッチメントがあるとレンズと粘膜の距離がほど良く保たれるので，肛門管内の病変の検出にも有用と思われる（図4）．

　従来の先端アタッチメントとは異なって，レンズの手前に装着してヒダをかき分けるデバイスも開発された．ENDOCUFF™（Arc Medical Design 社），ENDOCUFF VISION™（Olympus 社），EndoRings™（US Endoscopy 社），Endo-wing™（Shangxian Minimal Invasive 社）（図5）など数種類あるが，現在本邦で市販されていないものもある．装着するほうがADRが改善したという報告が多いが，炎症性腸疾患症例などで出血をきたす可能性や，癒着症例などでは屈曲部の通過が困難になる可能性もある．

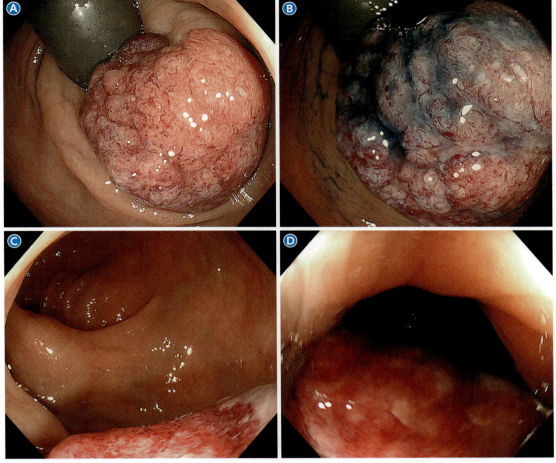

図3 下部直腸～肛門管に存在する病変
Ⓐ）反転での通常観察，Ⓑ）同　インジゴカルミン撒布弱拡大像，Ⓒ）前方視．送気状態では病変の一部しか見えない，Ⓓ）同　脱気すると病変が視野に入ってくる

Q3 他にどんなスコープやデバイスが開発されていますか？

A3 超広角視野スコープなどがある

　最近のスコープは，以前より視野角が広くなっているが，スコープ先端の側面にもレンズをつけた超広角視野のスコープが開発された．例えばFull spectrum endoscopy（Fuse®）や，オリンパス社で開発中のスコープなどがある．また海外では，潜水艦の望遠鏡のように，スコープの鉗子孔を通して反転し，ヒダの裏側を観察できるThird Eye®というスコープも販売された．

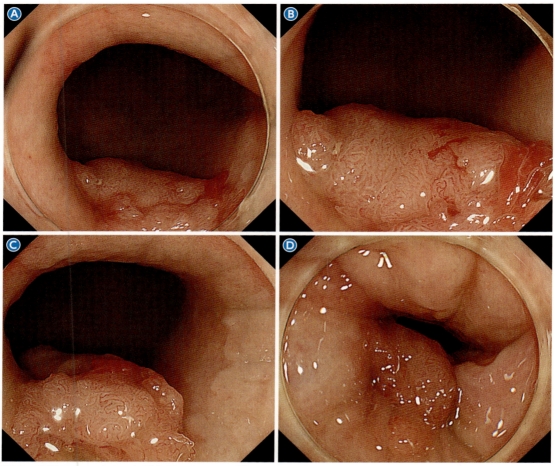

図4 先端アタッチメントが有用であった1例
Ⓐ）フードを装着した通常観察．下部直腸～肛門管に存在する病変を発見，Ⓑ）同 拡大像，Ⓒ）病変は歯状線を越えていた，Ⓓ）病変の肛門側辺縁

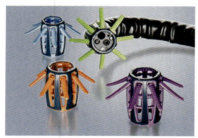

図5 ADRを改善させる各種デバイス
ENDOCUFF VISION™（画像提供：Olympus社）

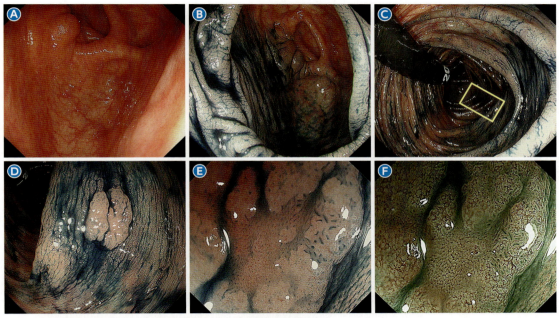

図6　色素撒布と反転観察が病変検出に有用であった症例
Ⓐ）上行結腸　通常観察，Ⓑ）インジゴカルミン撒布像，Ⓒ）同　反転観察，Ⓓ）□付近を拡大すると平坦病変を検出できた，Ⓔ）インジゴカルミン撒布強拡大像，Ⓕ）NBI強拡大像

Q4 画像強調は病変の拾い上げに有用ですか？

A4 最近，ADRを改善するとの報告が出てきた

　最近まで，NBIを用いてもADRは改善しないとする報告が多かったが，最新機種ではADRが改善するとの報告が散見されるようになった．LCIやBLIにも同様の効果が期待される．病変の検出目的で色素撒布することは通常しないが，海外のガイドラインでは，潰瘍性大腸炎（UC）関連腫瘍の検出のためのpan-chromoendoscopyが推奨されている．筆者は，すでに内視鏡で指摘済みであり，あるはずの病変がどうしても見つからない場合，NBIでもだめな場合は，ポリープが存在するはずの部位にインジゴカルミンを撒布してみることがある（図6）．

2　病変拾い上げのポイントと見落としやすい病変

　病変拾い上げのポイントとしては，①**わずかな色調変化**：発赤または褪色，②**わずかな壁変形**，③**毛細血管網の途絶**，④（インジゴカルミン撒布像で）**無名溝の途絶**，⑤**白斑**の存在などが病変検出の契機となる．

　通常観察で病変の存在が疑われたら，水洗の上，直ちにNBIに切り替え，あるいはインジゴカルミンを撒布して，病変の存在を確認する．これらの画像強調は，病変の範囲や形態を観察するのにも有用である．病変の存在が確認されたら，さらに拡大観察を併用して，vessel

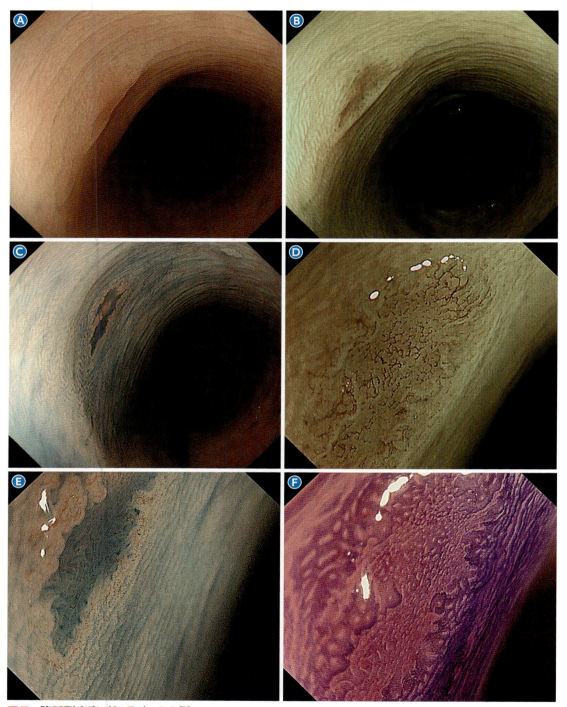

図7　陥凹型病変（0-Ⅱc）の1例

Ⓐ）通常観察．横行結腸にわずかな発赤を認める
Ⓑ）NBI非拡大像．Ⓐの発赤領域は，brownish areaとして明瞭に捉えられる
Ⓒ）インジゴカルミン撒布像．病変の箇所で無名溝が途絶し，また色素の貯留により陥凹型病変であることがわかる
Ⓓ）NBI拡大像．JNET分類 Type 2Aである
Ⓔ）インジゴカルミン撒布弱拡大像．Ⅲs型pit patternと思われるが明瞭ではない
Ⓕ）クリスタルバイオレット染色拡大像．陥凹内はⅢs型である．辺縁はⅠ型pit patternである

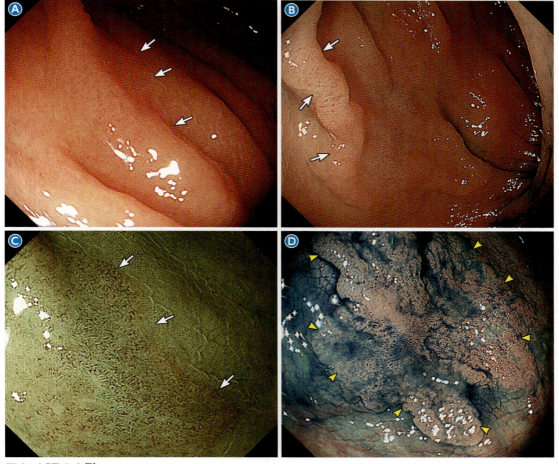

図8　LSTの1例
Ⓐ) 通常観察，⇨にわずかな段差を認める
Ⓑ) 通常観察，⇨にヒダの肥厚を認める
Ⓒ) NBI観察，⇨にbrownish areaの境界を認める
Ⓓ) インジゴカルミン撒布像，▷に段差を認める

pattern, surface pattern, pit pattern診断に進む．見落としやすい病変としては，ⓐ陥凹型病変（0-Ⅱc），ⓑLST，ⓒSSA/P，ⓓ潰瘍性大腸炎（UC）関連腫瘍，などが代表的である．知らないものは見つけにくい．「見れども見えず」と言われるゆえんである．各種病変に対する知識，経験が重要となる．

1) 平坦陥凹型腫瘍を見逃さないコツ[2,3]

基本的なコツは前述の通りである．ここでは実例を提示する（図7, 8）．

2）SSA/Pを見逃さないコツ[4]

　　SSA/Pの内視鏡的診断基準は確立されていないが，文献的には以下の項目がポイントとなる．すなわち，a) proximal location：近位大腸に存在，b) size ＞ 10 mm：径10 mm超，c) irregular shape：不規則な形態，d) indistinctive border：境界不明瞭，e) cloud-like surface：雲のような表面，f) mucus cap：粘膜で被覆される（覆われる），g) rim of debris：残渣による縁どり，h) dilated vessels：拡張した血管の存在，i) dilated crypts (pits)：拡張した腺口の存在などであるが，これらは精密診断のみならず，存在診断にも有用と思われる．実例を提示する（図9～11）．

3）UC関連大腸癌を見逃さないコツ

　　診断基準は確立されていないが，周囲粘膜と比較して，**わずかな色調差（発赤・褪色）**，**わずかな高低差（隆起・陥凹）**，**表面構造の差（凹凸不整・粗造・絨毛状など）**が，検出の契機となる．海外のガイドラインでは，UC関連腫瘍の検出のためのpan-chromoendoscopyが推奨されているが，本邦では，病変の存在を疑う箇所（target）にのみ色素撒布するのが普通である．NBIやLCIの有用性も期待されている．図12に実例を示す．

文献

1）樫田博史：受動彎曲機能は大腸内視鏡のすべてに必要か．消化器内視鏡，28：604-605，2016
2）Kudo SE & Kashida H：Flat and depressed lesions of the colorectum. Clin Gastroenterol Hepatol, 3：S33-S36, 2005
3）Kashida H & Kudo SE：Early colorectal cancer：concept, diagnosis, and management. Int J Clin Oncol, 11：1-8, 2006
4）Kashida H：Endoscopic diagnosis of sessile serrated polyp：A systematic review. Dig Endosc, 31：16-23, 2019

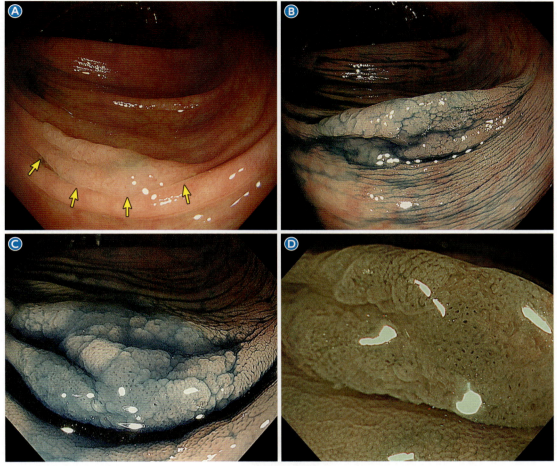

図9 SSA/Pの1例①
Ⓐ) 通常観察．横行結腸にわずかに褪色調のヒダ肥厚を認める（→）
Ⓑ) インジゴカルミン撒布像．ヒダにまたがる平坦病変を認める
Ⓒ) 同　病変径は25 mmあり，やや開大したpitの存在が疑われる
Ⓓ) NBI拡大像．開大したpitの存在が明らかである

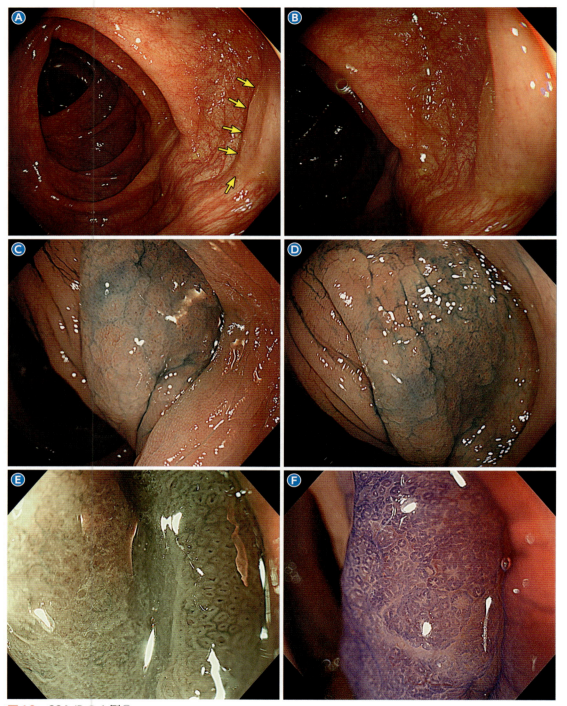

図10 SSA/Pの1例②

- Ⓐ) 通常観察．上行結腸右側壁（写真右端）に褪色調領域を認める（→）
- Ⓑ) 同　近接像．毛細血管網の途絶が明らかである
- Ⓒ) インジゴカルミン撒布像
- Ⓓ) 同　鉗子でヒダを押しのけると，ヒダの陰から径 20 mm の病変が現れた
- Ⓔ) NBI 拡大像．一部に開大した pit を認める
- Ⓕ) クリスタルバイオレット染色拡大像．鋸歯状 pit と開大 pit を認める

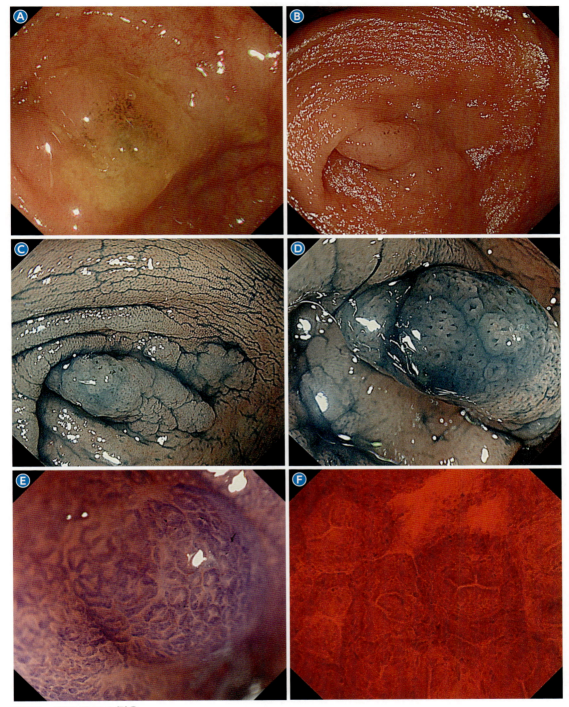

図11 SSA/Pの1例③
- Ⓐ）通常観察．盲腸底部に黄色調の粘液の付着を認める
- Ⓑ）同　水洗後．虫垂開口部に接してかすかに平坦病変の存在が疑われる
- Ⓒ）インジゴカルミン撒布像．不整形の境界が描出される
- Ⓓ）同　拡大像．開大したpitの存在が明らかである
- Ⓔ）クリスタルバイオレット染色拡大像．鋸歯状pitと開大pitを認める
- Ⓕ）Endocytoscopy像．鋸歯状pitと開大pitが明らかである

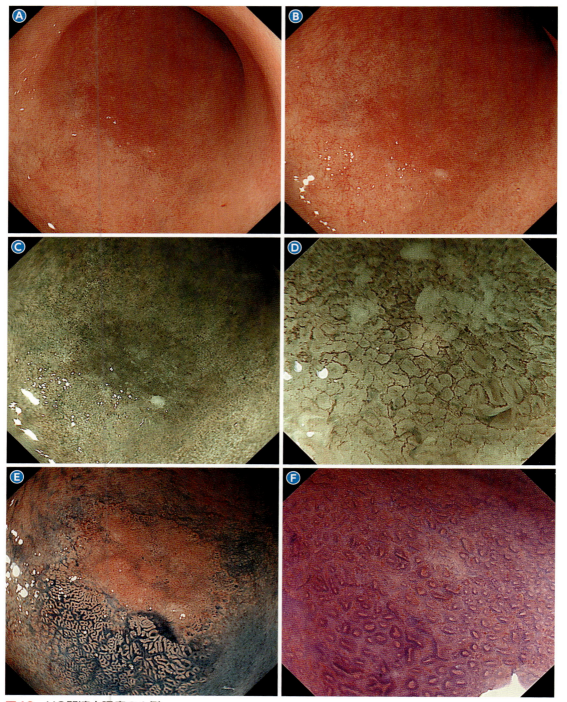

図12 UC関連大腸癌の1例
Ⓐ Ⓑ）通常観察．直腸に淡い発赤領域を認める
Ⓒ）NBI観察．brownish areaとして描出される
Ⓓ）同　拡大像．vessel pattern，surface patternともややirregular
Ⓔ）インジゴカルミン撒布弱拡大像．病変口側半分は，やや隆起してのっぺりしている
Ⓕ）病変中央部のクリスタルバイオレット染色拡大像．pitはやや小型だが，大小不同があり，分布が疎になっている

第2章 拾い上げ診断

③ 困った状況を切り抜ける！〜観察編〜

井出大資，斎藤彰一

はじめに

　本邦における大腸癌は増加の一途をたどっており，癌の部位別でみると罹患者数は1位，死亡者数は2位となっている．そのため，大腸癌スクリーニング検査として大腸内視鏡検査は非常に重要な役割を占めている．

　現在は大腸カプセル内視鏡や大腸CT検査も普及しつつあるが，病変の拾い上げや腫瘍・非腫瘍の質的診断のみならず，治療も同時に行えることは大腸内視鏡検査の最大のメリットといえる．2014年に本邦で行われたJapan Polyp Study[1]でclean colonおよび適切な間隔でのサーベイランスを行うことの重要性が明確となった．

　さらに，内視鏡機器の進歩と内視鏡医の技術の向上に伴い，大腸ポリープや大腸癌の発見率も上昇してきている．一方で，約25％もの腺腫が見落とされているという報告もある[2]．

　本稿では，大腸病変のスクリーニング検査における見落としの少ない観察法および白色光（色素内視鏡観察を含める）を用いた非拡大観察による拾い上げ診断のポイントについて解説する．

1 使用スコープ

　当院ではオリンパス社製EVIS LUCELA ELITEシリーズのハイビジョン対応CCDを搭載したCF-HQ290ZI，PCF-H290ZIおよび超拡大機能を搭載したCF-H290ECIを使用し，**構造強調はA5，色彩強調は0に設定を統一している**．

　なお，直腸およびS状結腸遠位側の病変でスコープ反転操作などが必要とされる場合には，無理をせずにスコープを一旦抜去し，上部用であるGIF-H290Zで観察を行っている．このスコープを使用することで反転操作は容易となり，病変の全貌が捉えやすくなる．

　ESD前の拡大内視鏡精密検査時においても，ESDの際に使用するスコープにできるだけ近い細径スコープを使用して検査を行うことは，病変へのアクセスの確認やESDの際の治療戦略を立てるうえでも非常に有用である．そのため当院では主に**結腸の病変ではPCFスコープ，直腸の病変では上部用スコープを使用**して，ESD前の拡大内視鏡検査を行っている．

2　観察法の基本

1）洗浄の工夫

　大腸内視鏡検査に際しては，良好な前処置により気泡・便汁・粘液などが除去された良好な環境での観察が理想とされる．しかし実際には多少の残渣や残液があり，局所的な洗浄が必要となることが多い．

　観察中の洗浄に際しての工夫として，泡発生防止のため洗浄液に少量の消泡剤を混ぜることや，除去しにくい付着粘液には60℃前後の熱湯を使うことを行っている．付着する粘液によっては蛋白分解酵素製剤であるプロナーゼ（プロナーゼMS）が有効なこともある．当院では，実際の洗浄にはウォータープリーズ®（フォルテグロウメディカル社）や内視鏡用送水ポンプOFP-2（オリンパスメディカルシステムズ社）を使用している（図1）．検査中も粘液や気泡を十分に洗浄しながら観察を行い，あらかじめ腸管洗浄剤に消泡剤を入れて服用するなどの工夫もしている．

2）蠕動への対応

　インジゴカルミン撒布やクリスタルバイオレット染色による粘膜刺激のために蠕動亢進が惹起されることも予想して，抗コリン薬の静脈内投与を適宜，行っている．一方で，ヒダの裏側の観察には腸管蠕動を利用することも有用なケースもあり，症例に応じての個々の対応が必要とされる．

3）観察時間

　大腸内視鏡検査の質を評価する指標のなかで，腺腫発見率（adenoma detection rate：ADR）が最も重要とされている．ADRは大腸癌死亡との確かな相関が実証されており[3]，大腸内視鏡検査の質的指標として広く用いられるようになっている．既知の報告では，平均観察時間が6分未満の内視鏡医と6分以上の内視鏡医でADRを比較したところ，有意差をもって6分以上の観察を行った内視鏡医で高いADRを示したとされている[4]．

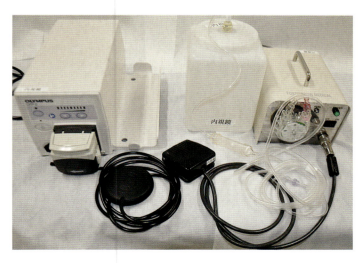

図1　ウォータープリーズ®（フォルテグロウメディカル社製，右）と内視鏡用送水ポンプOFP-2（オリンパスメディカルシステムズ社，左）

したがって少なくとも6分は**観察を行うための最低限の時間**であり，当院では**6〜15分**を目安に観察するように指導している．

4）観察のポイント

観察のポイントは，①**血管網の状態（消失・断裂・増加など）**，②**色調の変化（発赤・褪色など）**，③**ヒダの変形（引きつれ・肥厚・断裂など）**，に気をつけながら1枚1枚ヒダをめくるようにしながら注意深く観察していくことである．期せずしてスコープが抜けてしまった場合でも，その位置まで再挿入し，ノントラウマティックチューブ（オリンパス社）や生検鉗子などを用いて，ヒダ裏部分を詳細に観察することが重要である．特に屈曲部では脱気しながらアップと左右アングルをかけることで思わぬ病変を拾い上げることがあるので注意を要したい．

3 部位別の見逃し対策

大腸はその形状の性質上，観察において盲点となる場所があることを十分に認識したうえで注意して観察する．主な盲点としては，**回盲弁の裏**，**屈曲部**（肝彎曲部，脾彎曲部，SD屈曲部，直腸S状部）**の内側**，**ヒダ裏**，**肛門管**などがあり，注意深く観察する必要がある．

1）盲腸

盲腸は見逃しが少ないように思われるが，回盲弁の形状によっては**回盲弁下唇の裏**や**虫垂開口部近傍**が死角となることがある．そのため，スコープ先端を必ず虫垂開口部が確認できる位置まで挿入し，注意深く観察することが重要である．さらに，盲腸が好発部位である顆粒型のLST-Gを見逃さないように，当院では盲腸到達時に写真を1枚撮影した後，NBIに切り替えて同じ角度からもう1枚撮影するよう心がけている．

2）上行結腸

上行結腸は半月ヒダが発達しているため，**ヒダの裏側**が死角となる．深いヒダの間に存在し，横軸方向に拡がる比較的丈の低い病変や小さな病変は見落としやすい．特に陥凹由来の病変では短期間で進行癌へ移行する症例もあるため，詳細な観察が必要である（図2）．また上行結腸はSSA/Pの好発部位でもあり，dysplasiaを伴う病変では数年でMP以深まで浸潤するケースもある（図3）．

このため空気を十分送気して腸管を伸展させ，ヒダごとに周回しながら丁寧に観察していく．収縮が強くヒダが深い場合には生検鉗子やノントラウマティックチューブでヒダを押さえながら観察することも重要である．順方向の観察のみでは不十分と考えられる場合は，上行結腸内でのスコープ反転観察を試みる．手技の実際は，①アップアングルおよび左右アングルを最大にかけ，②スコープを0時方向に向けて押し，③さらに左右のどちらかの方向にトルクをかけるという手順である．その際に，十分に送気を行い，管腔内を十分に伸展させると反転が容易となる．さらに，前述のように上部用スコープを使用することで，より容易となる．なお，スコープ反転操作を行う際に，患者が疼痛を訴えたり，スコープに抵抗を感

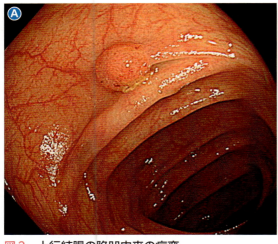
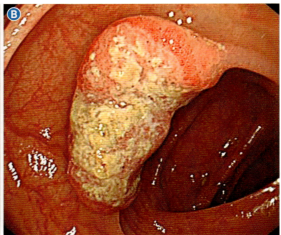

図2 上行結腸の陥凹由来の病変
Ⓐ) 通常観察. Ⓑ) 10カ月後の経過（通常観察）

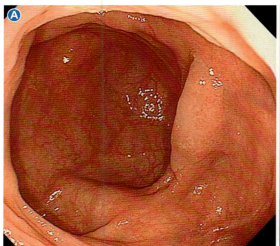
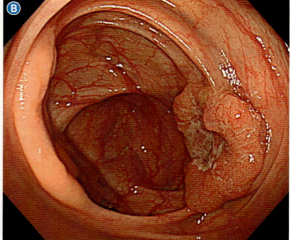

図3 上行結腸の鋸歯状病変
Ⓐ) 通常観察. Ⓑ) 3年3カ月後の経過（通常観察）

じるような場合は無理をせず操作を中止する．
　以前にわれわれが，反転観察が可能であった144症例を検討したところ，4例でスコープ反転観察時に新たに径5mm以上のポリープが発見され，2.7％程度の上乗せ効果があった（図4）．スコープ反転操作を行うことで，引き抜きでは観察しづらい屈曲部の観察が可能となり，可能な限り行うべきと考えられる．

3) 屈曲部（肝彎曲部，横行結腸中央部，脾彎曲部，SD屈曲部，直腸S状部）

　肝彎曲部では上行結腸でのスコープ反転による観察が可能と思われる．また，直腸S状部でも前述のように疑わしければ上部用スコープに切り替えることで，S状結腸遠位側でのス

コープ反転が容易となり，そのまま下部直腸まで反転操作で観察することで，直腸全域の反転操作による観察が可能となる．一方で，SD屈曲部，脾彎曲部，横行結腸中央部でのスコープ反転はその操作自体が難しい．上部用スコープに切り替えることでスコープ反転が可能となるケースもあるが，スクリーニング検査で上部用スコープに切り替えて，再挿入するのは現実的ではない．このような部位ではわざとループを形成するようにpushによる再挿入を行い，腸管をあえてわませることで，腸管を伸展させて観察することも有用である．

体位変換による重力の利用も有用である．肝彎曲部では便汁が貯留し観察が困難となることもあるため，適宜，仰臥位から左側臥位への体位変換を行いながら観察する．脾彎曲部や下行結腸では，仰臥位では腸液が溜まりやすく，送気をしても管腔の十分な伸展を得られないことがある．この場合，右側臥位にすることで空気が脾彎曲部に貯留し，観察が容易となる．

4）肛門管

スコープを肛門から抜去する際には，ゆっくりと慎重に肛門管を観察する．病変の存在を疑った際には再挿入の上，送気しながら慎重にスコープを抜いて観察する必要がある．しかしながらHerrmann線をまたいで歯状線に拡がる病変や肛門上皮の詳細な観察には先端アタッチメントが欠かせない．

4 色素内視鏡観察

正常の大腸粘膜では，インジゴカルミンを撒布すると無名溝が観察できる（第1章-1 図3参照）．コントラスト法では**無名溝の消失**から病変の存在診断が可能となる．またインジゴカルミン液を腫瘍腺管開口部内部の窪みに貯留させることで病変の範囲を明らかにし，病変の陥凹局面を鮮明に認識することができる．さらに，撒布後拡大観察を行い，病変の腺管開口部の形状を観察することで，病変の質的診断につながる．

近年のメタ解析の結果では，全大腸にインジゴカルミンを撒布する**pan-chromoendoscopy**は通常観察より有意にADRを向上させることが示されている[5]．欧米では「Methylene Blue MMX® Tablets」という色素内服剤を服用し大腸内視鏡検査を行う施設もみられる．しかしながら，検査時間については多くの研究でpan-chromoendoscopy群において有意に**長かった**と報告されており，現時点ですべての患者に対してpan-chromoendoscopyを実施することはコストや時間の問題，手技の煩雑さから現実的ではないとされる．一方でインジゴカルミン撒布による色素内視鏡観察は病変の存在診断のみならず，質的診断に大きく寄与するのは確かであり，筆者らは**スクリーニング内視鏡検査で必須の観察法**と考えている．

なお病変を発見した場合には，全体像から徐々に近接して観察する．白色光に続いてインジゴカルミンを撒布し，同様に観察する．特に深達度診断には空気の出し入れによる空気変形などの観察も必要である．

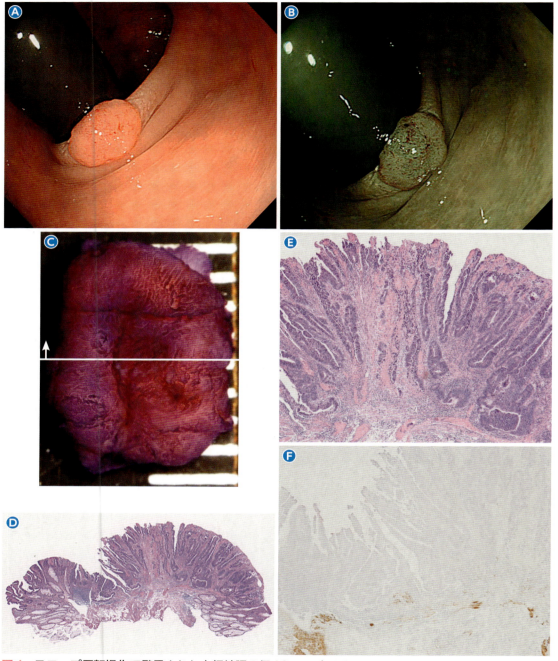

図4 スコープ反転操作で発見された上行結腸の径10 mm大の0-Ⅰs

- Ⓐ) 通常観察
- Ⓑ) NBI観察
- Ⓒ) 実体顕微鏡所見：白線部を矢印方向に切り出しを行った．組織像は（Ⓓ〜Ⓕ）に呈示する
- Ⓓ) ルーペ像
- Ⓔ) HE染色拡大像：腫瘍隆起部を主体に高分化型腺癌の増生を認めるが，隆起の中央部で構造異型の強い中分化型腺癌の像を呈していた
- Ⓕ) デスミン染色拡大像：デスミン染色では明らかなSM浸潤所見はみられず，筋板内にとどまるTis癌であった

Q1 レンズの曇り対策ってありますか？

A1 まずはウォータープリーズ® による洗浄を

レンズの曇りは主に腸管内の残渣やESDなどの際にはSMの脂肪分が主な原因です．まずはスコープ先端を粘膜面に接着させ，ウォータープリーズ®による送水でレンズに付着した汚れの洗浄を試みます．また，ESD施行時の脂肪による曇りは水による洗浄では落ちにくいので，送水タンクからの黒ウーロン茶による洗浄などが試みられています．当院では，クリアッシュ®を60℃前後の熱湯で1,000倍程度に希釈したものに少量の消泡剤加えて鉗子口から注入し，フードと接着させた粘膜面に貯留させ，さらに一気にウォータージェットで洗浄しています．

Q2 病変の大きさを測定するコツは何ですか？

A2 閉じたときの生検鉗子（2.5 mm）を目安にしよう

閉じたときの生検鉗子径が約2.5 mmです．これを目安にして，検査を行いましょう．また，熟練者の監視下であれば，ポリープを見つけた際にその都度，大きさの整合性について確認することが重要です．

より正確な病変の大きさを計測する際にはメジャー鉗子を使用します．また，カルチノイドなどのSMTの大きさは，超音波内視鏡所見から測定する方がより正確となります．

Q3 どうしてもスコープ反転操作ができません．何かよい方法はありませんか？

A3 左右アングルをフルに使ってみよう

本文でも記載したように患者さんが痛がったり，強い抵抗を感じる際は，穿孔につながる可能性があるので反転操作はあきらめるのが鉄則です．しかしながら，アップアングルと右手のトルクだけで反転を試みている術者を意外と多く見かけます．左右アングルもフルに使うことでスコープ反転操作が可能となるケースも多いので，試してみてください．

また最新のスコープでは受動彎曲機能が搭載されているため，挿入性は向上したものの，スコープ反転操作はやりにくい印象を受けます．直腸やS状結腸遠位側では上部用スコープがおすすめです．受動彎曲機能が搭載されていないうえに，細径であるためスコープ反転操作は容易となります．深部結腸でどうしてもスコープ反転操作で観察を行う必要がある場合には，上部用スコープを使用したり，受動彎曲機能が搭載されていない細径スコープ（オリンパス社260シリーズのPCFなど）を使用するのも一考です．

おわりに

　大腸内視鏡検査における通常観察の基本手技と色素内視鏡観察について述べた．通常観察では丁寧に洗浄しながら十分な時間をかけて観察し，盲点となる場所を十分に認識したうえで，注意深く観察することが大切である．併せて通常大腸内視鏡は病変の発見において100％の検査法ではなく，常に病変の見逃しがありうることを念頭に置いて，謙虚な姿勢で臨むことが重要である．

　そして，色素内視鏡観察は簡便かつ安全に行える方法であり，大腸内視鏡医にとって必須のモダリティーと考えられる．

文献

1) Matsuda T, et al：Randomized comparison of surveillance intervals after colonoscopic removal of adenomatous polyps：Results from the Japan Polyp Study. Gastroenterology, 146（Suppl）：S161-S162, 2014
2) Rex DK, et al：Colonoscopic miss rates of adenomas determined by back-to-back colonoscopies. Gastroenterology, 112：24-28, 1997
3) Corley DA, et al：Adenoma detection rate and risk of colorectal cancer and death. N Engl J Med, 370：2541, 2014
4) Barclay RL, et al：Colonoscopic withdrawal times and adenoma detection during screening colonoscopy. N Engl J Med, 355：2533-2541, 2006
5) Brown SR, et al：Chromoscopy versus conventional endoscopy for the detection of polyps in the colon and rectum. Cochrane Database Syst Rev, 4：CD006439, 2016

第2章 拾い上げ診断

4 困った状況を切り抜ける！〜診断編〜

久部高司

はじめに

　内視鏡検査で拾い上げた病変に対しては，腫瘍・非腫瘍の鑑別を行い，腫瘍であれば癌・非癌の鑑別および深達度診断を行っていく．

　通常観察による質的診断においては，病変の色調や形態などの**表面性状**の評価が，深達度診断においては病変の**全体像**や**周囲の性状**の評価が重要となる．その後，精査が必要な病変に対しては拡大観察や超音波内視鏡観察を行い，確信度の高い所見をもとに総合的に判断して診断を行う．

　本稿では通常観察で注目すべき病変の表面性状，全体像，周囲の性状について概説する．

1 表面性状

　非腫瘍の多くを占める過形成性ポリープは，**白色から褪色調**の表面平滑な無茎隆起・表面隆起を呈することが多いため，一般に発赤調を呈する腫瘍との鑑別は比較的容易である．一方，過誤腫〔juvenile polyp（若年性ポリープ），Peutz-Jeghers type polyp（Peutz-Jeghers型ポリープ），hamartomatous inverted polyp（過誤腫性ポリープ）〕やinflammatory myoglandular polyp（炎症性筋腺管ポリープ），inflammatory polyp（炎症性ポリープ），mucosal prolapse syndrome（直腸粘膜脱症候群）などは，**発赤〜強発赤調**を呈するため色調による腫瘍との鑑別は難しい（図1）．過誤腫などの非腫瘍は腫瘍と比較し，**窩間部の幅が広く，腺開口部が疎に存在している**ことが通常観察でも確認できる．

　腺腫では，組織型により肉眼形態に特徴がみられる．管状腺腫は表面微細顆粒状で浅い溝状陥凹を認め，腫瘍径の増大に伴い分葉状を呈する．絨毛腺腫は広基性の絨毛状・乳頭状を呈し，鋸歯状病変のうちtraditional serrated adenoma（鋸歯状腺腫）は松毬状・枝さんご状の有茎性病変が多く，平坦病変の場合は二段隆起を呈する．

　さらに，腺腫から癌へと組織異型度が高くなると，病変表層は**不整**な形態変化をきたし，また血管新生が亢進することにより**血管の密度が上昇**し，**血管径が太く不整**となる．こうした所見を反映して表面性状として観察される，**陥凹部・二段隆起で丈の高い部・色調不均一で強発赤部・表面の凹凸不整部**は癌を疑う所見である．病変の色調および表面構造はインジゴカルミン撒布を行うことで，より明瞭に観察される（図2）．

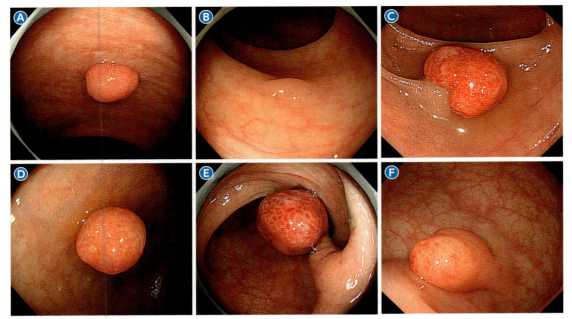

図1 腫瘍と非腫瘍の色調
Ⓐ) 腺腫，発赤調，Ⓑ) 過形成性ポリープ，褪色調，Ⓒ) 若年性ポリープ，強発赤調，Ⓓ) 炎症性筋腺管ポリープ，発赤調，Ⓔ) Peutz-Jeghers型ポリープ，強発赤調，Ⓕ) 炎症性ポリープ，軽度発赤調

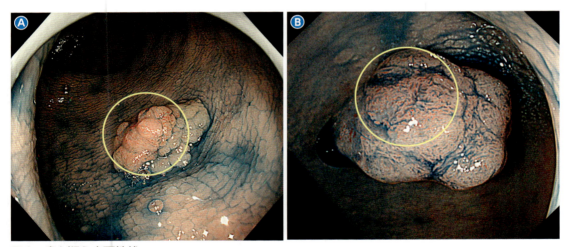

図2 癌を疑う表面性状
Ⓐ) 丈の高い部を中心に強発赤域を認める
Ⓑ) 発赤の色調が不均一で，表面は粗造で凹凸不整を認める

Q1 正常粘膜に認められる白斑に臨床的意義はあるのでしょうか？

A1 白斑の本体はfoamy cell（泡沫細胞）であり，腺腫より癌で陽性率が高いとされる

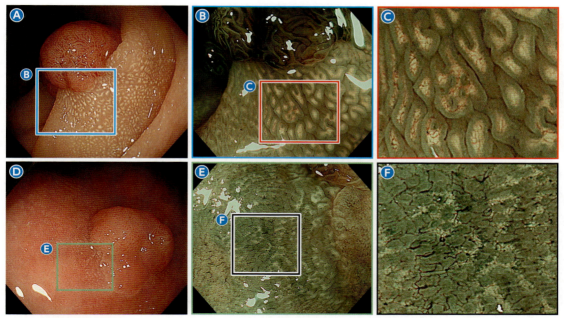

図3　腫瘍周囲の白斑
Ⓐ）通常観察で径12 mmの0-Ip型腺腫の茎の部分に白斑をびまん性に認める
Ⓑ）NBI併用拡大観察で個々の窩間部に類円形の白斑を認める
Ⓒ）白斑上に上皮下の均一で規則的な開放性ループ状の微細血管が視認される
Ⓓ）通常観察で径10 mmの0-Is型腺腫の周囲正常粘膜に淡い白斑を認める
Ⓔ）NBI併用拡大観察で多彩な形態の白斑を認める
Ⓕ）白斑上に上皮下の規則的な網目状のネットワークを形成した微小血管が視認される

　　腫瘍周囲の白色調の点状または斑状所見を白斑という．LPへ逸脱した粘液を組織球が貪食することにより出現すると考えられている．
　　この白斑はLPを主体として存在するため，NBI・BLI併用拡大観察では上皮下の微小血管は明瞭に途絶することなく視認される（図3）．白斑の存在により病変発見の契機となることもあるが，腺腫よりも癌で陽性率が高い[1]ことが指摘されており，腫瘍の進展抑制に働いているとの報告もある．さらに隆起型や腫瘍径が大きいほど白斑の陽性率が高く，理由は不明であるが近位大腸で認めることは少ない．

Q2　WOSと白斑は内視鏡で見え方に違いはありますか？

A2 NBI・BLI併用拡大観察で，白斑上に微小血管を視認できるが，WOS上には微小血管を視認できない

　　大腸上皮性腫瘍および過形成性ポリープのNBI・BLI併用拡大観察で白色不透明物質（white opaque substance：WOS）を認めることがある．このWOSの本体は，上皮に存在する微小な脂肪滴であり，投射光が上皮下の血管まで到達できない．このため，腫瘍周囲に存在する白斑とは異なり，WOSがあると腫瘍上皮下の血管は不明瞭となり視認できなくなる（図4）．WOSは早期大腸癌では腫瘍径にかかわらず比較的陽性率は高いが，径10 mm未満の腺腫

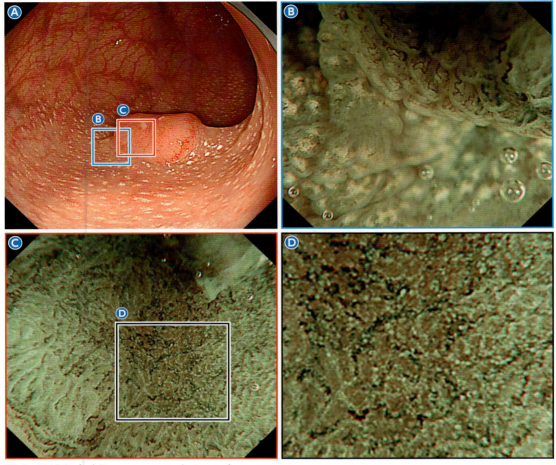

図 4　WOS（white opaque substance）
Ⓐ）通常観察で径 12 mm の 0-Ⅱa，pT1b（SM 2,700 μm）の周囲粘膜に白斑を認める
Ⓑ）NBI 併用拡大観察で周囲粘膜の白斑上に，上皮下の微小血管が視認される
ⒸⒹ）NBI 併用拡大観察で腫瘍部に認める上皮下の血管は，WOS のため不明瞭化し視認困難である．WOS の形状は，不均一な点状・斑状で不規則な配列および非対称的な分布を呈しており irregular WOS と判定する

では陽性率が低い[2]ため，微小な腫瘍性病変で WOS を認めた場合は癌の可能性も念頭において診断を進める．

2　全体像

　癌が M から SM へ浸潤すると，粘膜構造が破壊され表面の腺管密度が低下する．さらに，SM 以深に癌が多量に浸潤することや間質線維化反応（desmoplastic reaction）の出現により，病変自体および周囲粘膜に変化をきたす．こうした組織学的変化を反映して腫瘍の全体像として観察される．**緊満所見・硬さ・凹凸不整・緊満所見を伴う二段隆起・広基性で立ち上がり正常粘膜**は，T1b 癌を疑う所見である．

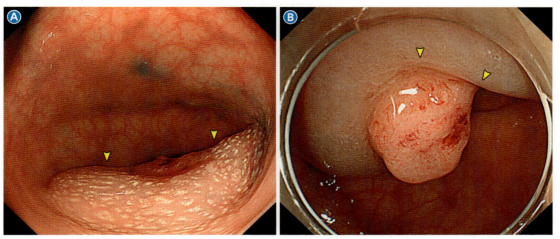

図5 non-lifting sign 陽性
- Ⓐ 図4の症例に対し粘膜下局注を行ったが，病変部はもち上がらず全体が埋没している
- Ⓑ 径13 mmの0-Ⅰs，pT1b（SM 2,500μm）に対し粘膜下局注を行ったが，病変中央から右側にかけて挙上が不良となっている

Q3 non-lifting signの判定法は？

A3 腫瘍に対して粘膜下局注を行っても腫瘍が充分に盛り上がらない場合にnon-lifting sign 陽性と判定される

non-lifting sign（図5）は主にT1b癌診断の指標の一助として用いられているが，通常観察による診断との比較で，感度および正診率は通常観察のほうが non-lifting sign より有意に高いことが報告[3]されている．粘膜内病変であっても蠕動運動や生検によって生じた線維化や，不十分な粘膜下局注によっても non-lifting sign を呈することがある．原因にかかわらず non-lifting sign 陽性例では EMR による一括切除が困難となる．内視鏡治療を前提とした場合には，質的診断のための生検は原則すべきではない．

3 周囲の性状

T1b癌診断の指標として腫瘍周囲の性状として現れる伸展不良所見を評価する際には，周囲粘膜の微細な変化を捉えるために必ずインジゴカルミンを撒布する．そして，十分な送気にて腸管を**過伸展**させ（図6），観察時は正面から側面と角度を変えながら**やや遠景より観察**する．

伸展不良所見は①**弧の硬化像**（正常部は円弧状を呈するが，腫瘍とその周囲の一部が伸びずに直線化を示す所見），②**台状挙上**（腫瘍とその周囲が台状に挙上する所見），③**ヒダの集中像**（一点に向かう集中ではなく，一定の範囲をもって腫瘍に向かって3本以上のヒダが集中する所見，図7）をその指標としている．T1b癌ではSMに desmoplastic reaction を伴う

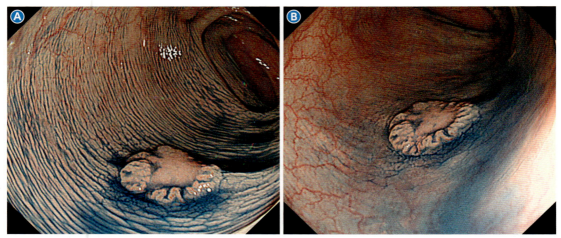

図6 伸展不良所見判定の観察条件
Ⓐ）径10 mmのO-Ⅱa＋Ⅱc，pTis．インジゴカルミンを撒布し通常の内視鏡観察程度の送気下では病変に向かうわずかなヒダ集中が疑われる
Ⓑ）伸展不良所見を判定するために，さらに送気し腸管を過伸展させると病変および病変周囲は伸展している

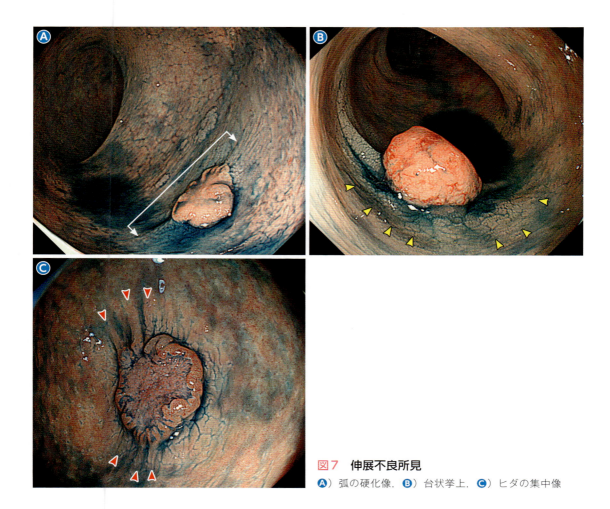

図7 伸展不良所見
Ⓐ）弧の硬化像，Ⓑ）台状挙上，Ⓒ）ヒダの集中像

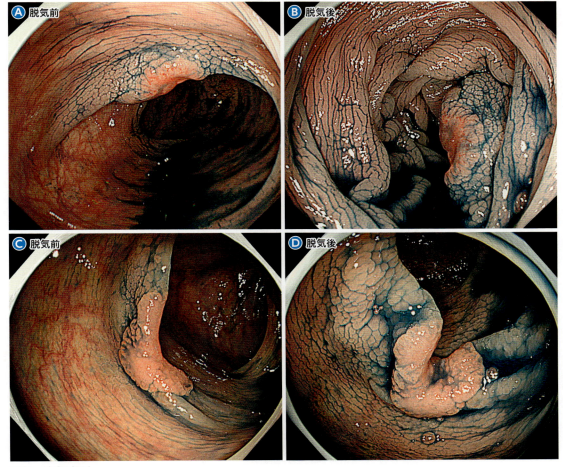

図8 空気変形
ⒶⒷ）脱気にて病変の変形を認めない．ⒸⒹ）脱気にて病変の変形を認める

癌塊を形成する．そのため，病変部の腸管壁が硬化し，正常腸管と伸展性の差を生じることでこれらの所見が出現する．早期癌におけるT1b癌の診断能は，感度66.0％，特異度95.8％，正診率86.3％と感度は低いものの特異度が高く，比較的客観性のある所見である[4]．

Q4 T1癌の浸潤と線維化ではどのように硬さがちがうでしょうか？

A4 T1b癌では伸展不良所見を伴い，空気量を変化させても腫瘍の変形に乏しい．軽度から中等度の線維化では伸展不良所見は伴わず空気量の変化に応じて腫瘍は変形する

T1b癌で認める視覚的な硬さの所見としては，前述の伸展不良所見があり，腸管内の空気量を変化させても腫瘍自体の変形に乏しい（図8ⒶⒷ）．一方，生検や蠕動などに伴って形成された軽度から中等度の線維化の場合は，伸展不良所見は伴わず空気量の変化に応じて腫瘍自体も変形する（図8ⒸⒹ）．また，線維化に伴うヒダは，T1b癌で認めるヒダの集中像と異

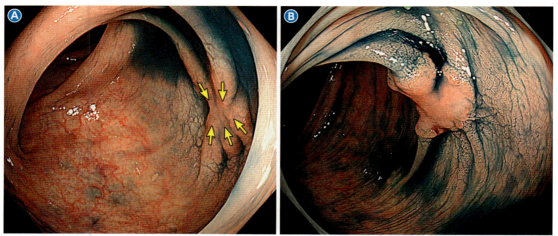

図9 線維化を伴う病変
Ⓐ）Tis癌の症例で弧の硬化像や台状挙上は伴わず，一点に集中した5本のヒダを認める
Ⓑ）径15mmの0-Ⅱa＋Ⅱcに対し生検後に紹介となった症例．一定の範囲をもって腫瘍に向かうヒダ集中像および台状挙上を認める．腫瘍中央部のごく一部でSM 500μm程度浸潤していたがTis癌を主体とした病変で，生検の影響によるUL-Ⅱの線維化を認めた

なり，腸管を十分伸展させると一点に集中したヒダとして認められる（図9Ⓐ）．しかし，一部のLST-NGに伴う多方向からのヒダや，生検の影響で生じた高度の線維化（図9Ⓑ）などでは，T1b癌で認める伸展不良所見と鑑別が困難な症例もある．

文献

1）武藤徹一郎，他：大腸ポリープ周囲粘膜に認められる白斑の臨床病理学的研究．とくに早期癌との関連性について．日本消化器内視鏡学会雑誌，23：241-247, 1981
2）Hisabe T, et al：White opaque substance visualized using magnifying endoscopy with narrow-band imaging in colorectal epithelial neoplasms. Dig Dis Sci, 59：2544-2549, 2014
3）Kobayashi N, et al：Determining the treatment strategy for colorectal neoplastic lesions：endoscopic assessment or the non-lifting sign for diagnosing invasion depth? Endoscopy, 39：701-705, 2007
4）Hisabe T, et al：Validity of conventional endoscopy using "non-extension sign" for optical diagnosis of colorectal deep submucosal invasive cancer. Endosc Int Open, 6：E156-E164, 2018

第3章 通常内視鏡診断

所見用語の整理〜肉眼型〜

田中秀典，岡 志郎

1 肉眼型判定の方法

　本邦における大腸癌の肉眼型分類は，「大腸癌取扱い規約（第9版）」[1]（以下，規約）に従って判定される．肉眼型を判定する方法としては，内視鏡所見と病理組織所見の2つの方法があるが，切除法や切除標本の貼り付けの際の伸展具合により，内視鏡所見と病理組織所見の肉眼型はときに乖離することがある．

　同規約では「表在型の肉眼型の判定は内視鏡所見を優先し，組織発生や腫瘍・非腫瘍の違いを考慮せずに，病変の形を全体像で捉える」と記載されている．したがって，**肉眼型**は原則，**内視鏡所見により判定**する．その際，適度な送気により腸管壁を伸展させた状態で判定することが重要である．その理由として，腸管内の空気量が少ない状態では扁平な病変も膨隆して見えることや，逆に過送気の状態では病変が伸展しすぎて全体像を捉えにくくなることがあるからである．また，**陥凹性病変**は通常観察にて陥凹面の存在や境界が不明瞭なことが多いため，インジゴカルミン撒布による**色素観察**で肉眼型判定を行うことが必須である．

2 大腸癌取扱い規約による肉眼型分類

　規約[1]による肉眼型は，**0型：表在型，1型：腫瘤型，2型：潰瘍限局型，3型：潰瘍浸潤型，4型：びまん浸潤型，5型：分類不能**に分類される（図1）．さらに0型は，**0-Ⅰ：隆起型**（0-Ⅰp：有茎性，0-Ⅰsp：亜有茎性，0-Ⅰs：無茎性）と**0-Ⅱ：表面型**（0-Ⅱa：表面隆起型，0-Ⅱb：表面平坦型，0-Ⅱc：表面陥凹型）に亜分類される（図2，3）．

　基本的にTis，T1癌が推定される病変を0型に分類するが，肉眼所見からは腺腫と癌の鑑別は困難であるため，腺腫性病変に対しても表在型の亜分類を準用する．なお，表在型病変が組織学的に進行癌であった場合でも肉眼型は0型のままとし，肉眼型分類は病理組織結果により変更しない．

3 大腸癌取扱い規約とパリ分類との違い

　パリ分類[2]では0型をpolypoid（0-Ⅰ）とnon-polypoid（0-Ⅱa，0-Ⅱb，0-Ⅱc，0-Ⅲ）に分類し，0-ⅠはⅠpとⅠsに細分類されている（図4）．規約[1]ではⅠspを定義しているが，パリ分類ではⅠspは臨床的意義に乏しいとしてⅠsに含めて取り扱われている．

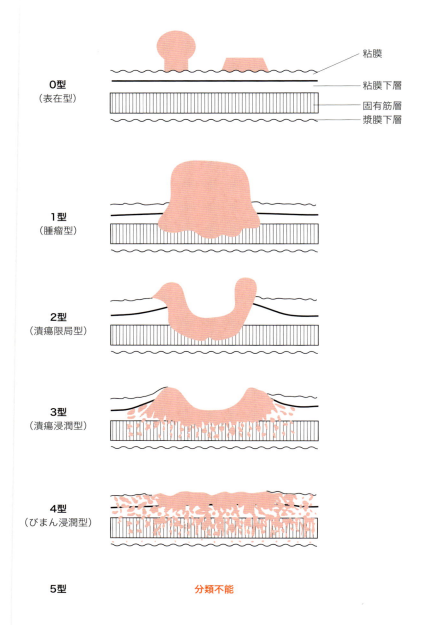

図1 進行癌の肉眼型分類

　0-IsとIIaの鑑別について，パリ分類では，病変の高さが生検鉗子の直径（約2.5mm）を超えるものをIs，超えないものをIIaと定義している．一方，規約では上記の基準は設けられておらず，半球状の形態を呈し病変の大きさに比して丈の高い病変をIs，丈が低く扁平な病変をIIaと診断するが，病変によっては意見がわかれる場合がある．図5に示すような規約では0-IIaに分類される病変でも，生検鉗子をあてて病変の高さが生検鉗子の直径を超えていればパリ分類ではIsと診断される．

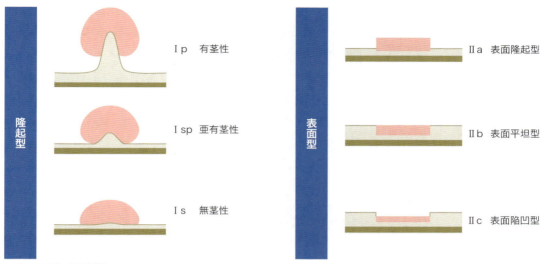

図2 0型の亜分類

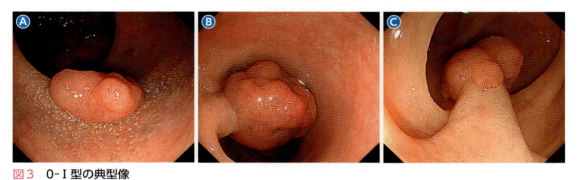

図3 0-Ⅰ型の典型像
Ⓐ) 0-Ⅰs：無茎性, Ⓑ) 0-Ⅰsp：亜有茎性, Ⓒ) 0-Ⅰp：有茎性

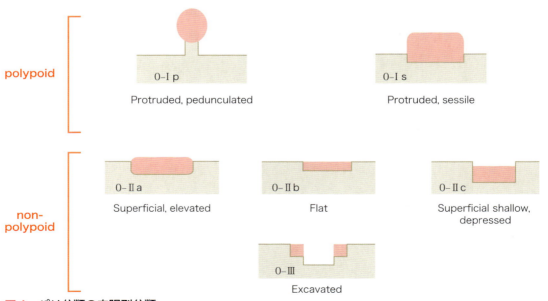

図4 パリ分類の肉眼型分類

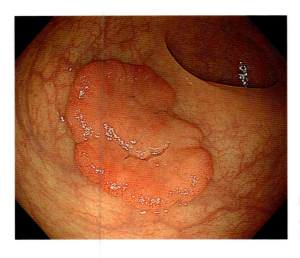

図5 規約では0-Ⅱaに分類される病変
パリ分類では0-ⅡaとⅠsの判断に迷う症例で,生検鉗子を参考にしないと判断できない

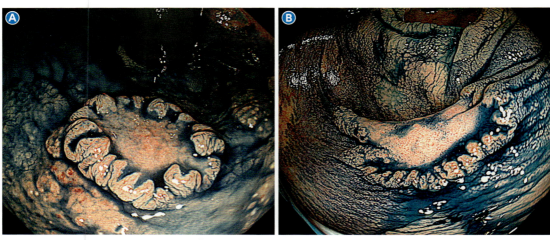

図6 0-Ⅱa+Ⅱcと0-Ⅱc+Ⅱaの違い
Ⓐ)0-Ⅱa+Ⅱc.表面隆起が主体で,その内部に陥凹を伴う病変
Ⓑ)0-Ⅱc+Ⅱa.表面陥凹(周囲正常粘膜より陥凹)が主体で,その辺縁が反応性にわずかに隆起した病変

Q1　Ⅱa+ⅡcとⅡc+Ⅱaの違いを教えてください!

A1　Ⅱa+Ⅱcは表面隆起が主体,Ⅱc+Ⅱaは表面陥凹が主体となる

　　規約[1]では「表在型の2つの要素を有する腫瘍では,面積が広い病変を先に記載し,『+』でつなぐ」とされている.したがって,Ⅱa+Ⅱcと表記した場合は表面隆起を主体とした病変で,全体的に丈の低い隆起を呈し,その内部に陥凹を伴う病変である.一方,Ⅱc+Ⅱaは表面陥凹を主体とした病変で,陥凹部分の面積が広く,その辺縁が反応性にわずかに隆起した病変である(図6).陥凹面はⅡa+Ⅱcでは周囲の正常粘膜より高く(図6Ⓐ),Ⅱc+Ⅱaでは正常粘膜と同じか低い(図6Ⓑ).

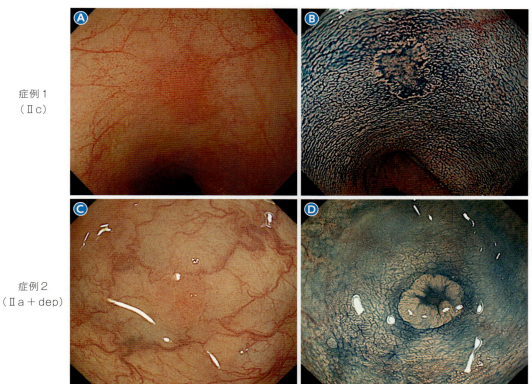

症例1
（Ⅱc）

症例2
（Ⅱa＋dep）

図7　0-Ⅱcと0-Ⅱa＋depの違い
- Ⓐ）通常観察像．病変は発赤調の領域として認識される
- Ⓑ）Ⓐのインジゴカルミン撒布像．境界明瞭な面状の陥凹面を有し，0-Ⅱcと診断する
- Ⓒ）通常観察像．発赤調の0-Ⅱaを認め，中心部が陥凹しているように見える
- Ⓓ）Ⓒのインジゴカルミン撒布像．病変の中心に棘状の色素貯留を認めるが，陥凹局面は有しておらず0-Ⅱa（＋dep）と診断する

Q2　ⅡcとⅡa＋depの違いを教えてください！

A2　Ⅱa＋depはⅡcでみられるような境界明瞭な陥凹面は観察されない

　Ⅱa＋depression（Ⅱa＋dep）は，色素撒布によりⅡaの中心に溝状あるいは棘状の色素の貯留を認める病変である．一見すると陥凹型病変（Ⅱc）のように見えるが，Ⅱc（図7ⒶⒷ）と違って境界明瞭な星芒状あるいは面状の陥凹面は観察されない（図7ⒸⒹ）．ⅡcはⅡaと比べて de novo 癌の割合やSM浸潤率が高いとされるが，Ⅱa＋depはⅡaと同様のポリープの初期形態と考えられており，Ⅱcとは組織学的悪性度が異なるため明確に区別すべきである．なお，最近ではⅡa＋depの臨床的意義は乏しいことから，あえてⅡa＋depと記載することは少なくなってきている．

4 LSTの定義と肉眼型の違い

1）定義

LSTは，径10 mm以上の側方方向への腫瘍進展形式を呈する腫瘍群の総称である[3]．なお，規約にも記載されているが，LSTは肉眼型に発育形態を加味したニックネーミングであり，**肉眼型を示す用語ではないことを理解しておく必要がある**（図8）．

2）LSTの亜分類

LSTは形態により **LST-G**（顆粒型：granular type）と **LST-NG**（非顆粒型：non-granular type）に分類される．LST-Gは顆粒・結節が集簇した病変であり，さらに個々の顆粒の大きさや形態が一様に均一な顆粒均一型（homogenous type）と，粗大結節を有する結節混在型（nodular mixed type）に分類される．LST-NGは顆粒や結節を有さない表面平滑な病変であり，陥凹のない平坦隆起型（flat elevated type）と，偽陥凹を呈する偽陥凹型（pseudo-depressed type）に亜分類される．

LSTの亜分類	0型分類
LST-G	
顆粒均一型	0-Ⅱa
結節混在型	0-Ⅱa, 0-Ⅰs+Ⅱa, 0-Ⅱa+Ⅰs
LST-NG	
平坦隆起型	0-Ⅱa
偽陥凹型	0-Ⅱa+Ⅱc, 0-Ⅱc+Ⅱa

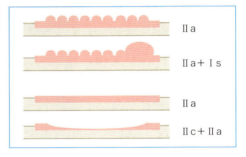

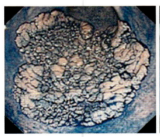
LST-G 顆粒均一型

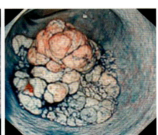
LST-G 結節混在型

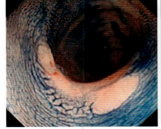
LST-NG 平坦隆起型

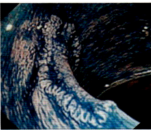
LST-NG 偽陥凹型

図8 LSTの亜分類と肉眼型の関係
文献4より引用

偽陥凹とは，陥凹局面を有さないなだらかな盆状陥凹，あるいは段差が全周性に追えない不完全な陥凹でのことあり，陥凹の境界が全周性に明瞭であるO-IIcとは厳密には区別される（図9）．

Q3 skirt signって何ですか？

A3 LSTの辺縁に広がる，開大したpitを有する平坦な領域のことである．担癌率・SM浸潤率が高い所見とされる

　Miyamotoら[5]は，LSTの辺縁に広がる，開大したpitを有する平坦あるいはわずかに隆起した領域を"skirt"として最初に報告した（図10）．結腸より直腸に多くみられ，そのほとんどが直腸のLST-G結節混在型に併存し，skirtが存在する場合には存在しない場合と比べて担癌率とSM浸潤率が高かったと報告している[6]．

　同領域の病理組織所見は一般的に腺腫に分類されるが，過形成性ポリープや通常腺腫とは異なるとされており，その臨床的意義や発育進展についてさらなる研究が進められている．

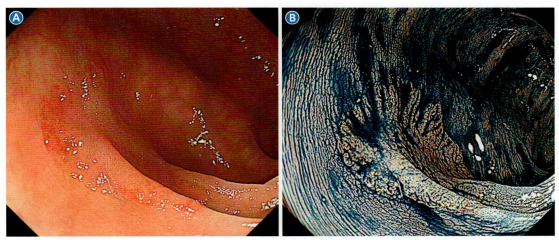

図9　LST-NG偽陥凹型
Ⓐ）通常観察像．辺縁がわずかに発赤した表面型腫瘍を認める
Ⓑ）インジゴカルミン撒布像．局面が全周性に追えない盆状陥凹を認める

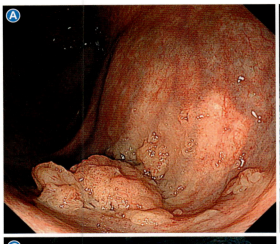
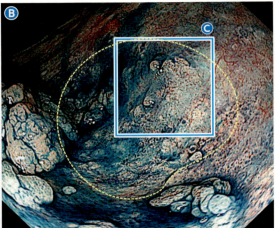
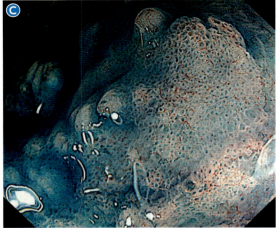

図10 skirtを伴う直腸LST-G

Ⓐ) 通常観察像．病変の辺縁に褪色調の平坦な領域を認める
Ⓑ) インジゴカルミン撒布像．周囲正常粘膜と異なる平坦病変（skirt）が明瞭となる（◯）
Ⓒ) インジゴカルミン撒布拡大像（skirt部分）．軽度開大したⅡ型pitを認める

文献

1) 「大腸癌取扱い規約（第9版）」（大腸癌研究会/編），金原出版，2017
2) Lambert R, et al：The Paris endoscopic classification of superficial neoplastic lesions：esophagus, stomach, and colon. Gastrointest Endosc, 58：S3-S43, 2003
3) Kudo Se, et al：Nonpolypoid neoplastic lesions of the colorectal mucosa. Gastrointest Endosc, 68：S3-47, 2008
4) 鴨田賢次郎，他：大腸側方発育型腫瘍の概念と内視鏡診断．Gastroenterol Endosc, 58：153-162, 2016
5) Miyamoto H, et al：Morphological change of a laterally spreading rectal tumor over a short period. BMC Gastroenterol, 13：129, 2013
6) Osera S, et al：Clinicopathological, endoscopic, and molecular characteristics of the "skirt" – a new entity of lesions at the margin of laterally spreading tumors. Endoscopy, 48：448-455, 2016

第3章 通常内視鏡診断

② 所見用語の整理～鑑別ポイント～

林　武雅

1 表面型か隆起型の鑑別

病変を発見したらまずは肉眼型を診断することが重要である．茎の有無，基部の広さ，病変の高さなどの情報から大まかに**表面型**（Ⅱa，Ⅱb，Ⅱc）か**隆起型**（Ⅰs，Ⅰsp，Ⅰp）かを鑑別する．この両者を分類する意味として病理組織学的悪性度の違いがあげられる．簡単に言えば表面型は小さくてもT1癌になりやすく，隆起型は大きくてもT1癌になりにくい．

1）PGとNPG分類

この相違を明らかにするために病理組織学的な腺腫および癌の粘膜内での増殖様式に注目したのが**PG**（polypoid growth）と**NPG**（non-polypoid growth）分類である[1,2]．定義としては，病変辺縁の非腫瘍部粘膜/腫瘍部粘膜の移行部において，腫瘍部粘膜の厚さが隣接した非腫瘍部粘膜より明らかに厚く，その移行部で隆起に移行する段差がみられるものをPGとしている（図1）．一方で腫瘍部粘膜の厚さが隣接した非腫瘍部粘膜と同等もしくは薄く，移行がスムーズなものをNPGとしている（図2）．**NPG**では腫瘍径が小さくても**Tis癌**もしくは**T1癌**の頻度が高い．

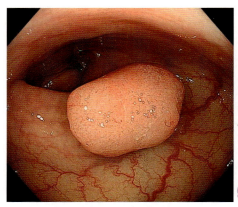
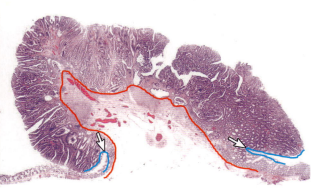

図1　polypoid growth（PG）
肉眼型は病変より基部が小さいためⅠspとなる．MM（━）は保たれている．腫瘍/非腫瘍の移行部（⇔）は明らかな段差を有し（━），腫瘍部粘膜も厚みがありPGと診断される

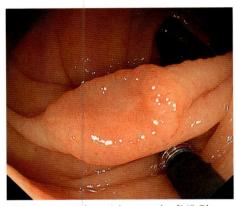
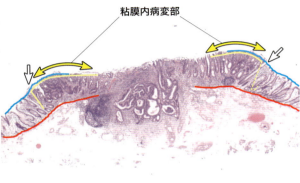

図2 non-polypoid growth（NPG）

病変辺縁には表面隆起を認め，中央は陥凹しているため肉眼型は0-Ⅱa＋Ⅱcとなる．MM（──）は断裂しているが粘膜内病変（──）は残存している．腫瘍/非腫瘍の移行部（⇨）はスムーズで段差はなく，腫瘍部粘膜の厚みも非腫瘍部粘膜とほぼ同等でありNPGと診断される

2）PG/NPGの判定が困難な場合

この分類の問題点としては，腫瘍辺縁に粘膜内病変が残存していないとPG/NPGの判定が困難になってしまうことである（図3）．0-Ⅱaを伴うLST病変において，実際にはPGに含まれる場合もあるため内視鏡的に診断をするのが難しいこともある．

内視鏡的に病変と思われる表面隆起部分すべてが腫瘍なのか（PG），それとも辺縁の一部分は正常粘膜で覆われているのか（NPG）を鑑別することが，ⅡaにおけるPG・NPGの鑑別に重要である．これはインジゴカルミンを撒布し腫瘍と正常粘膜の移行部が病変辺縁のどの位置にあるかによってある程度類推することができる．ポイントは，フィードバックするために必ず自分で病理組織像を確認することである．

2 LSTの亜分類についての鑑別

 Q1 LST-Gの顆粒均一型と結節混在型の鑑別ポイントは？

A1 顆粒均一型と迷ったら，結節混在型と判断すべし

初学者は結節混在型を厳しく診断し，多くを顆粒均一型にいれる傾向にあると思われるが大きな間違いである．むしろ，迷ったら結節混在型とすべきである．図4 **D** のように大小不同な小結節が混在していれば，径10 mm以下の結節であったとしてもそれは立派な結節混在型である．また，図4 **E** のように小結節が大きな結節様に見える病変も結節混在型である．

ただ図4 **C** のように，大きいLST-Gの辺縁（ **C** ▷）は癒合したように見える場合もあり，これを結節とはとらえずに病変のほとんどを占める小顆粒の集簇に主眼を置き，LST-G顆粒均一型と診断した方が臨床病理学的特徴と一致する．

Ⓐ通常観察　　　　　　　　　　　Ⓑインジゴカルミン撒布

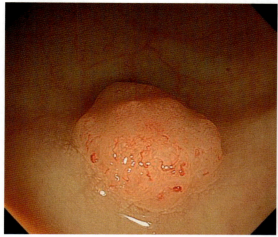
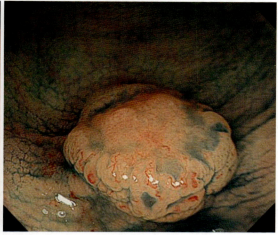

Ⓒルーペ像

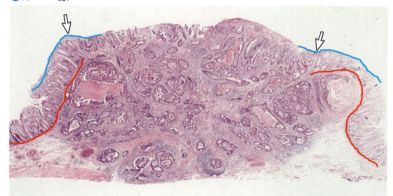

図3　PG/NPGの判定不能例

腫瘍/非腫瘍の移行部（Ⓒ⇨）はスムーズで段差はないが，粘膜内病変がほぼ残存していないため定義からすると判定不能となる．本来であれば，NPGと診断される病変である．
病変中央に凹凸不整を認めているため，このような病変では通常観察で肉眼型を判断すべきではなく（Ⓐ），インジゴカルミンを撒布すべきである（Ⓑ）．この病変は0-Ⅱa＋ⅡcもしくはO-Ⅰs＋Ⅱcと診断される

1）LST-G

　　LST-G顆粒均一型は径3 mm前後の顆粒が比較的均一に集簇した病変である（図4ⒶⒷ）．「均一」という言葉をどうとらえるかが顆粒均一型と結節混在型の鑑別には重要である．顆粒均一型は悪性度が低く，ほとんどT1癌を認めないことが臨床病理学的特徴であり，そこに診断意義が存在する．結節の大きさにかかわらず**不均一**と判断した病変は**すべて結節混在型**と診断していいと考える．結節混在型といわれると，径10 mm程度の結節を伴っていると考えがちだがそんなことはない（図4Ⓓ）．比較的顆粒均一な病変に径10 mm以上の大きな結節が伴っていれば（図4Ⓕ）結節混在型と簡単に診断できるがそんな病変ばかりではないので注意してほしい．

2）LST-NG

　　LST-NGを言葉で表現しようとすると少し難しく曖昧になる．顆粒が集在しておらず，0-Ⅱaがそのまま側方に発育した病変ということになる（図5）．しかしさまざまな形態を示すため，LST-NGは「LST-Gでない病変」と言った方が適切かもしれない．段差がわずかな偽陥凹型病変は通常観察では平坦隆起型に見えてしまうことも多いため，LST-NG **平坦隆起型と偽陥凹型の鑑別はインジゴカルミン必須**であると考えられる（図6）．

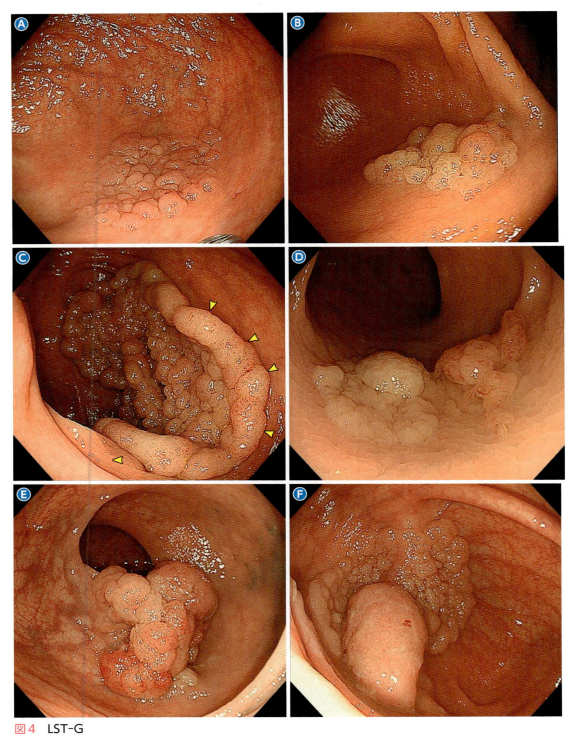

図4 LST-G
Ⓐ～Ⓒ）LST-G顆粒均一型，Ⓓ～Ⓕ）LST-G結節混在型

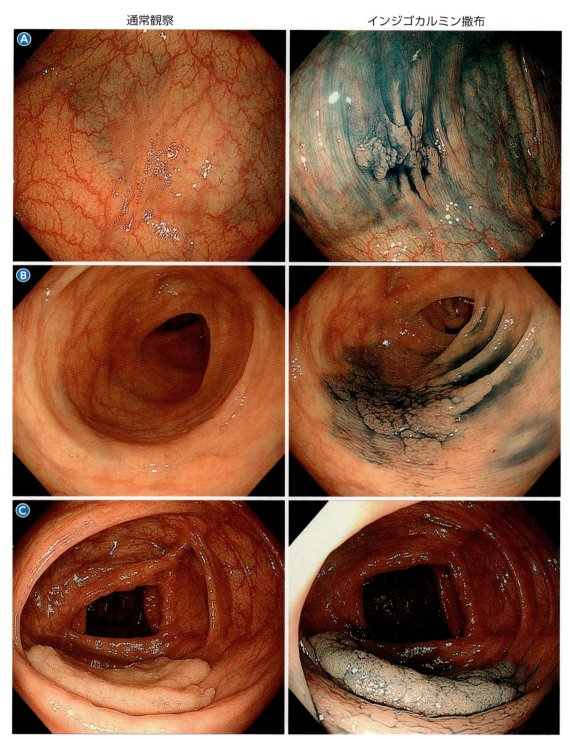

図5 LST-NG平坦隆起型
Ⓐ Ⓑ）色素撒布をしないと範囲診断だけでなく存在診断も困難な病変である
Ⓒ）顆粒もなく，偽陥凹も伴っていないため，やや丈は高いが平坦隆起型に分類される

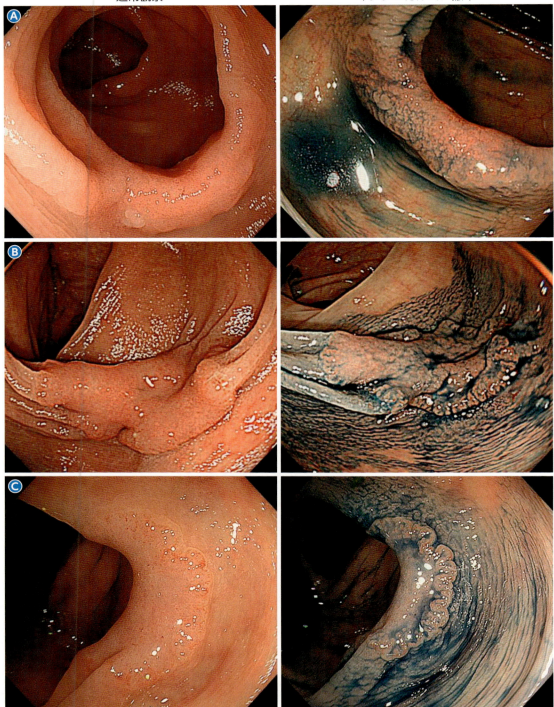

図6 LST-NG 偽陥凹型
Ⓐ) LST-NGであることは明瞭だが辺縁隆起の幅は狭く,高さもないため色素撒布をしないと偽陥凹を伴っていることを判別するのは困難である
Ⓑ) 病変右側の段差は通常観察でも判別可能だが,左側は色素撒布により偽陥凹が明瞭となる
Ⓒ) 通常観察で偽陥凹型であることが診断できる

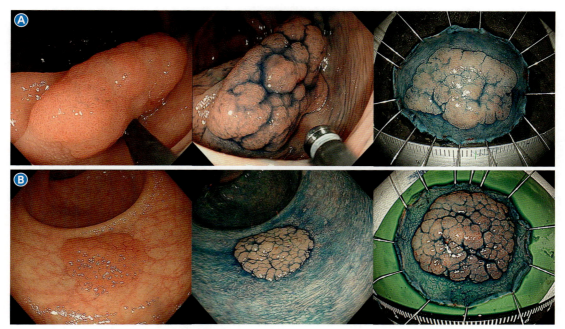

図7 LST-Gと迷うLST-NG平坦隆起型
通常観察では顆粒を伴っているようにも見えるが，色素撒布をすると溝であることが確認できる．切除検体においても顆粒は存在せず，溝であることがはっきりする

Q2 LST-Gの顆粒均一型と迷うLST-NGの診断について教えてください

A2 顆粒が病変の全体を占めている場合はLST-G，それ以外はすべてLST-NG

病変が顆粒の集簇かそうでないかが一番のポイントである．ただ病変内に溝が多い病変は溝が顆粒の境界のようにも見えてしまい迷うと思われる（図7）．顆粒と扁平隆起が混在した病変なども存在する（図8）．基本的には顆粒が全体を占めている病変がLST-Gであり，それ以外はすべてLST-NGと診断した方が棲み分けしやすい．簡単に言えば顆粒と言い切れないから迷うわけで，そういう病変はすべてLST-NGである

3 内視鏡治療の可能性についての鑑別

通常観察から深達度を診断するには，まず**内視鏡的硬さ**をどう評価するかが大事である．この内視鏡的硬さとは，Tis癌がMMを突き破り，SMへ浸潤していく過程で病変自体の厚みが増し容積が増大していくにつれ人の目に伝わってくるイメージを表している．つまり，硬そうに見える＝浸潤癌という診断をするわけである．イメージだけでは普遍性がないためさまざまな所見から硬さを連想する必要がある．ヒダ集中，凹凸不整，別の表現で空気変形がなくなるとも言われる（図9）．

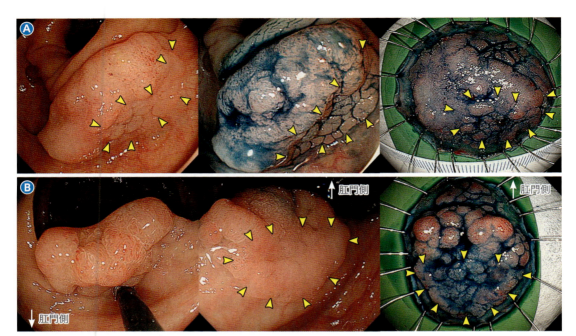

図8 LST-GとLST-NGが混在した病変
Ⓐ）病変は平坦隆起型に見えるが辺縁に顆粒（▷）も認める
Ⓑ）肛門側には隆起成分を認めるが反転像では平坦隆起（▷）が広がっている

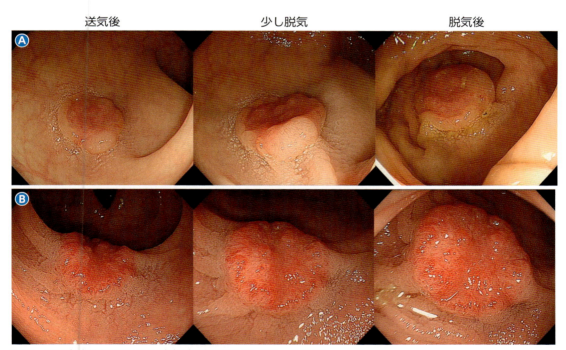

図9 SM高度浸潤のために空気変形を認めなくなった病変
Ⓐ）病変中央に凹凸不整を認め，脱気をしても病変の硬さにより空気変形を認めない
Ⓑ）陥凹内隆起やヒダ集中を認め，脱気をしても病変の硬さにより空気変形を認めない

文献

1) Ikegami M : A pathological study on colorectal cancer. From de novo carcinoma to advanced carcinoma. Acta Pathol Jpn, 37 : 21-37, 1987
2) 池上雅博, 他:大腸癌の発生・発育進展に関する病理学的解析. 胃と腸, 43:1947-1955, 2008

第3章 通常内視鏡診断

3 腫瘍・非腫瘍の鑑別

竹内洋司, 七條智聖

はじめに

　大腸腺腫を切除することにより大腸癌の発生, および大腸癌死が減少すると報告されており[1], 大腸腺腫を含む大腸ポリープは内視鏡治療の適応となる. また, 従来は過形成性ポリープの一部と考えられていたSSA/Pも, 近年発癌のリスクがある病変と認識されており[2], 基本的には切除の適応と考えられる. ただし, 大腸ポリープの内視鏡治療には低い頻度ながら出血や穿孔など有害事象のリスクもあるため, 内視鏡医は発癌のリスクのない非腫瘍性ポリープ (多くは過形成性ポリープ) と腫瘍性ポリープ (もしくは癌化のリスクのあるポリープ) を鑑別し, 必要十分な治療を提供するべきである.

1 通常観察での鑑別

　腺腫は通常粘膜と同色調ないし発赤調で, 表面性状は凹凸があり, ときに分葉状の形態を呈し, 病変の境界は多くは明瞭である. 形態は隆起型 (図1Ⓐ) や表面型 (図2Ⓐ), 楕円形や正円形, 不整形などさまざまである. 大きさもさまざまで, 径50 mmを超えるようなLST

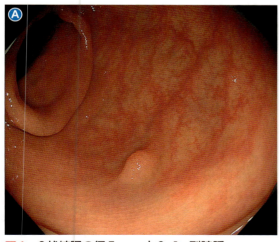
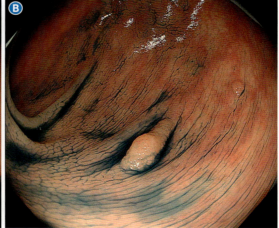

図1　S状結腸の径5 mm大0-Ⅰs型腺腫
Ⓐ) 通常観察. 周囲粘膜に比べて若干発赤調の明瞭な隆起として捉えられる
Ⓑ) 色素内視鏡観察. 隆起部はインジゴカルミンを弾き, 発赤が若干強調される. また辺縁部にインジゴカルミンが貯留し隆起が強調され病変の境界が明瞭となり, 病変のやや口側に広がる表面隆起までが病変と認識できる

もあれば，径1 mm程度の病変もみられる．

　対して，**過形成性ポリープ**は正常粘膜と同色調からやや白色調で，表面性状は平滑，ときに粘液の付着がみられ，境界はしばしば不明瞭である（図3）．形態は正円形から楕円形が多く，また直腸からS状結腸に多発することが多い．大きさはときに径10 mmを超えるものもみられるが，径5 mm以下がほとんどである．

　過形成性ポリープとSSA/Pの鑑別は容易ではないが，**右半結腸であればSSA/P**の可能性

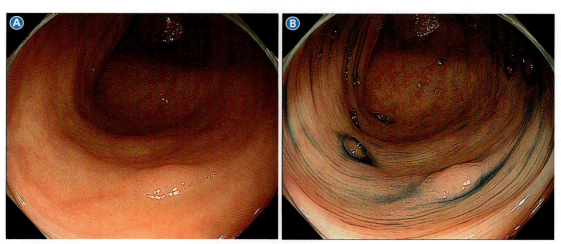

図2　横行結腸の径5 mm大0-Ⅱa型腺腫
Ⓐ）通常観察．周囲粘膜とほぼ同色調の表面隆起型病変．注意してみれば表面性状の違いで病変を認識できるが，見落とす可能性もある病変である
Ⓑ）色素内視鏡観察．周囲の粘膜模様（無名溝に溜まったインジゴカルミン）が消失し，インジゴカルミンを弾く表面隆起型病変が強調され，病変境界が明瞭となる

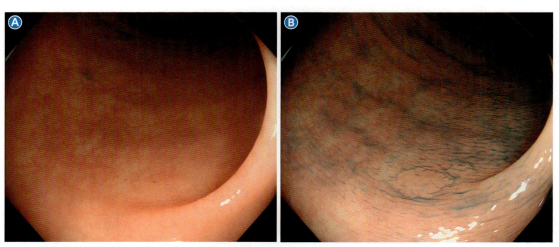

図3　S状結腸の径6 mm大0-Ⅱa型過形成性ポリープ
Ⓐ）通常観察．周囲粘膜とほぼ同色調の病変．血管透見が消失する領域で病変の存在を疑うが，境界は不明瞭で診断には至らない
Ⓑ）色素内視鏡観察．周囲の粘膜模様（無名溝に溜まったインジゴカルミン）が消失し，インジゴカルミンを弾く周囲に比べて若干白色調の表面隆起型病変が病変境界とともに強調される

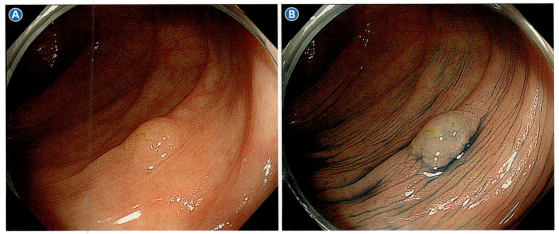

図4　上行結腸の径5 mm大0-Ⅰs型SSA/P
Ⓐ）通常観察．周囲と同色調の隆起として認識されるが，周囲との境界が不明瞭（indistinct border）である
Ⓑ）色素内視鏡観察．インジゴカルミンにより周囲との境界が明瞭となる．また，表面に付着した粘液が青くなり，粘液の付着が明瞭になる

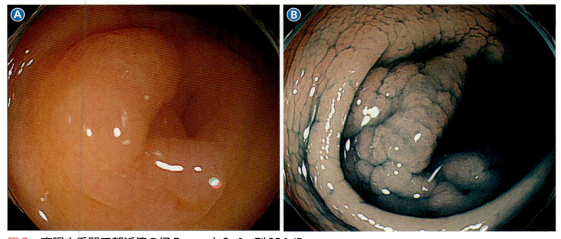

図5　盲腸虫垂開口部近傍の径5 mm大0-Ⅰs型SSA/P
Ⓐ）通常観察．周囲粘膜と同色調で，粘液の付着が目立つ
Ⓑ）色素内視鏡観察．インジゴカルミンにより雲のようなモコモコとした形（cloud like surface）が明瞭となる

が高く，SSA/Pに特徴的な内視鏡所見としては不明瞭な境界（indistinct border，図4），雲様の表面（cloud like surface，図5）などが報告されている[3]．

2　色素内視鏡検査のポイント

　色素内視鏡検査は消化管粘膜表面に色素液を噴霧または撒布し内視鏡観察を行い，診断能

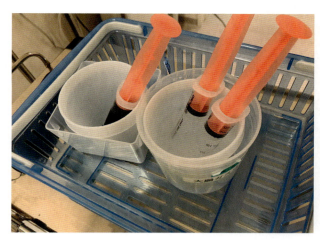

図6 当院でのインジゴカルミンの準備の様子
症例ごとに常時使用できるよう，ガスコンと並べてディスポーザブルのコップに入れ，シリンジに吸った状態で準備している．

を向上させることが目的である．大腸内視鏡ではコントラスト法（インジゴカルミン），染色法（クリスタルバイオレット）の2つが主に用いられる．染色法は被蓋上皮への色素の吸収による染色から，染色されない腺窩開口部（pit）の形態を拡大内視鏡を用いて観察するものであり，詳細は**第4章-1**に譲る．コントラスト法は粘膜に吸収されない青色系の色素であるインジゴカルミンを撒布し，陥凹部にインジゴカルミンが貯留することにより病変辺縁の形態，表面性状，陥凹面がより強調され，病変全体の形態学的特徴や粘膜表面の微細な凹凸がより明瞭に描出される．

1）インジゴカルミンの使用法

　当院では，0.4％インジゴカルミン注射液（5 mL/1A）を2倍に希釈して用いている（0.2％）．

　大腸内視鏡は上部消化管内視鏡と比べて長く，かつ大腸の管腔は狭いので，撒布チューブを用いずシリンジからの直接投与で十分広く撒布できる．当院では症例ごとに希釈したインジゴカルミンを入れたコップを準備し，必要に応じてシリンジを用いて鉗子口から注入し，主に病変局所での色素内視鏡を実施している（**図6**）．

　インジゴカルミンは手軽な検査法であるため，スクリーニングの際や，腫瘍性病変を発見し通常観察で腫瘍・非腫瘍の鑑別が困難な場合，癌を疑う所見があった場合は直ちに撒布し，さらに近接観察や拡大内視鏡を使用すれば引き続き簡単なpit patternの観察ができる．NBIが普及した現在，インジゴカルミン拡大観察は意義が乏しくなっている．しかし，非拡大観察でも病変の形態を強調するので，拡大内視鏡がなくても十分効果的である．

Q1 インジゴカルミンをうまく使うコツを教えてください

A1 拡大観察によって充血や出血をきたすと観察が困難になるため，拡大観察の前にインジゴカルミンを撒布するとよい

　NBIが普及し，拡大内視鏡も細径化されて汎用性が高まっている今日，病変を発見するとすぐにNBI拡大観察に移行する機会が多い．しかし，安易に拡大観察をすると内視鏡先端が

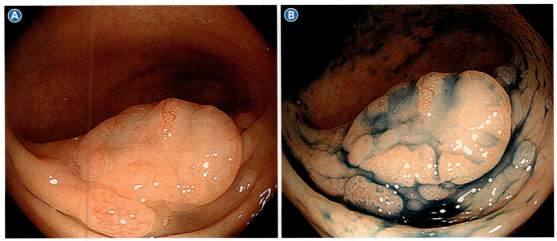

図7 直腸Ra，径12 mm大の0-Ⅱa＋Ⅱc型T1癌
Ⓐ）通常観察．Ⓑ）インジゴカルミン撒布により陥凹面が明瞭となる

病変に接触し，充血や出血をきたすことがあるため，注意が必要である．また，非拡大の色素内視鏡観察で拡大観察をするべき領域を絞り込むことができる．なお，インジゴカルミンの撒布によってもNBI拡大観察は影響を受けない．そのため，インジゴカルミンを撒布するのであれば拡大観察の前に撒布し，観察するべきである．特に通常観察で腫瘍/非腫瘍を迷う病変，歪な形態を呈する病変，境界が不明瞭な病変，陥凹を有する病変などは形態を強調するのに非常に有用なため，インジゴカルミンは必要である（図7）．それらを発見した際，躊躇なくインジゴカルミンが使用できるよう，ベッドサイドにシリンジに吸って置いておくことが一番のコツともいえる．

2）撒布後の観察のポイント

多くの大腸腫瘍は隆起型ないし表面隆起型のため，インジゴカルミン撒布後には病変部で色素を弾き，辺縁に淡い色素の溜まりが生じ，病変の形態を強調する（図1Ⓑ）．また，色素を弾くことで周囲の粘膜と比べて若干発赤調の色調が強調される（図1Ⓑ）．インジゴカルミンを撒布した非拡大観察の所見は，通常観察より肉眼形態を明瞭にし，陥凹面の存在や引きつれなどの浸潤癌を示唆する所見を強調させ，大きな病変であれば拡大観察するべき領域を絞り込むのに有用である（図8）．

過形成性ポリープやSSA/Pでは病変の表面に粘液が付着していることが多く，インジゴカルミン撒布後に粘液と色素が混じり，**若干青く描出される**（図4Ⓑ）．

インジゴカルミン撒布後の非拡大観察で，ある程度のpit pattern診断は可能である（図8Ⓑ）．しかしながらpitに溜まっている色素を見ており，pitそのものを観察しているわけではないので，その形態は染色法に比べて不明瞭である．癌を疑うようなpitの形態の不整さに対する感度は染色法より落ちる点は注意すべきである．インジゴカルミン拡大観察で癌を疑う所見が少しでもあれば，クリスタルバイオレットを用いた拡大観察を行うよう心がけるべきである（図8Ⓓ）．

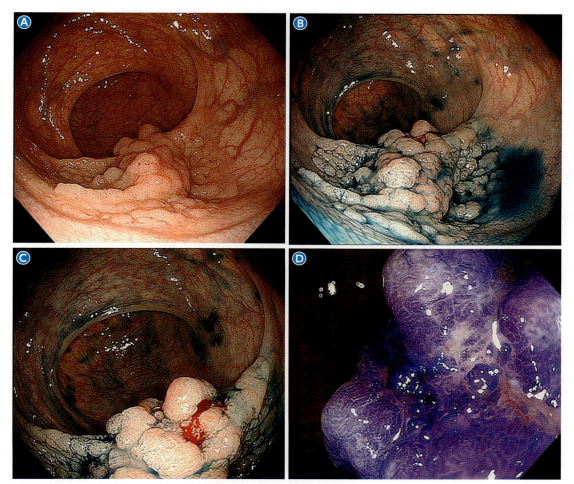

図8　直腸Rb，径40 mm大のLST結節混在型
Ⓐ）通常観察．中心の結節部が目立ち同部で浸潤の可能性を疑う
Ⓑ）色素内視鏡観察．病変全体の凹凸が明瞭となり，隆起の口側に陥凹面があることがわかる
Ⓒ）陥凹部の近接像．周囲隆起部との表面構造の違いがわかるが，詳細は不明である
Ⓓ）陥凹部を中心にクリスタルバイオレット染色拡大観察を行い，高度不整pitと一部無構造領域を確認できた

Q2 腫瘍/非腫瘍の診断に自信があれば，ポリープ切除後に病変を病理診断に提出しなくても大丈夫ですか？

A2 十分なエビデンスは確率されておらず，現段階では病理診断を省略するメリットは少ない

　近年，径5 mm以下の微小ポリープを対象として，腫瘍/非腫瘍を高確信度で鑑別できる際に病理診断を省略する"Resect & Discard" strategyが提唱されており[4, 5]，コスト削減効果が期待されている．しかしながら，個人の内視鏡医が導入したところでそのコスト削減効果は乏しい．十分なエビデンスも確立されていない現状では，個人的に病理診断を省略するメリットは少ない．

ただし，常に注意深い拡大機能を用いた内視鏡観察を行い，説得力のある拡大内視鏡画像を残していればPhoto-documentationとなる．例えばポリープ切除後に検体を見失い回収できない場合でも，病理診断はなくても大丈夫でしょう，と患者さんに対して説明できる．そのようなコンセプトがあることは知っておいて損はないし，常にできるだけ正しい内視鏡診断を下せるように努力することが肝要である．

Q3 径10 mm以下の小ポリープであればCold Snare Polypectomyで安全に切除できるので，詳細な観察なしですべて切除してもいいですか？

A3 ごく稀に小ポリープに浸潤癌が存在することもある．治療法にかかわらず術前診断は精緻に行おう

内視鏡切除後の病変の回収割合は100％ではなく，また回収した検体を病理診断に送る過程でも，検体のとり違えやプレパラート上に病変部位が適切に切り出しされない可能性などもあり，病理診断も100％ではない．生体内に病変がある状態でリアルタイムに診断を下すことが一番正確であり，そのために説得力のある内視鏡画像を記録しておく「Photo-documentation」が重要である．さらに，Cold Snare Polypectomyも100％安全ということはあり得ないので，リスクを減らすという点でも，また将来的に悪性化しないようなポリープを切除するという無駄な労力を省くという点でも，正確な診断を心がけ，適切な治療を選択することは重要である．ごく稀ではあるが小ポリープにも浸潤癌は存在し，ポリープのサイズ，治療法にかかわらず，精緻な術前診断は必須である．

さらにCold Snare PolypectomyはMMが残ることが多く，Tis癌でもMMに浸潤する病変は完全に切除できない可能性がある．そのため癌を疑う病変はその適応ではなく，精緻な術前診断（可能なら拡大観察）により低異型度腺腫を選択することが肝要である．

文献

1) Zauber AG, et al : Colonoscopic polypectomy and long-term prevention of colorectal-cancer deaths. N Engl J Med, 366 : 687-696, 2012
2) Ito T, et al : Ten-millimeter advanced transverse colon cancer accompanied by a sessile serrated adenoma and/or polyp. Gastrointest Endosc, 82 : 419-20 ; discussion 420, 2015
3) Hazewinkel Y, et al : Endoscopic features of sessile serrated adenomas : validation by international experts using high-resolution white-light endoscopy and narrow-band imaging. Gastrointest Endosc, 77 : 916-924, 2013
4) Ignjatovic A, et al : Optical diagnosis of small colorectal polyps at routine colonoscopy (Detect InSpect ChAracterise Resect and Discard ; DISCARD trial) : a prospective cohort study. Lancet Oncol, 10 : 1171-1178, 2009
5) Takeuchi Y, et al : An alternative option for "resect and discard" strategy, using magnifying narrow-band imaging : a prospective "proof-of-principle" study. J Gastroenterol, 50 : 1017-1026, 2015

第3章 通常内視鏡診断

4 深達度診断

川崎啓祐，松本主之

1 深達度診断の目的

　大腸癌の内視鏡切除の根治判定として，①M〜SM浸潤度1,000μm未満，②脈管侵襲陰性，③低分化型腺癌・印環細胞癌や粘液癌の成分を認めない，④浸潤先進部の簇出がGrade 1にとどまる，のすべてを満たすものとされている[1]．これらのうち，内視鏡医が術前に予測できるのは①のみである．

　大腸癌の浸潤度診断法として，注腸X線，内視鏡検査（通常内視鏡，拡大内視鏡，超音波内視鏡），CTコロノグラフィー，MRコロノグラフィーなどがあげられる．近年ではNBI，BLIなどの画像強調を併用した拡大内視鏡に加えて，超拡大内視鏡や共焦点内視鏡などの顕微内視鏡が開発されている．しかしながら，拡大内視鏡，顕微内視鏡の機器はすべての大腸内視鏡医が使用しているわけではない．すなわち，大腸癌の**内視鏡的深達度診断の基本は，通常観察で得られる所見の分析**といえる．本稿では，インジゴカルミン撒布を含めた通常観察におけるSM高度浸潤所見について概説する．

2 通常観察によるSM高度浸潤所見

　表に通常観察によるSM高度浸潤所見をまとめた[1〜4]．隆起型でみられる緊満感，凹凸不整，表面粗造，皺襞集中，ひきつれに加えて，表面型では陥凹内隆起，陥凹内凹凸，深い陥凹，台状挙上，空気変形なし，易出血性，非腫瘍性の立ち上がり，LST-Gにおける陥凹がSM高度浸潤所見である．したがって，SM高度浸潤所見は，**表面型腫瘍でより得られやすい**といえる．

表　通常観察におけるSM高度浸潤所見

肉眼型	SM深部浸潤所見
隆起型	緊満感，凹凸不整，表面粗造，皺襞集中，ひきつれ
表面型	緊満感，凹凸不整，表面粗造，皺襞集中，ひきつれ，陥凹内隆起，陥凹内凹凸，深い陥凹，台状挙上，空気変形なし，易出血性，非腫瘍性の立ち上がり，LST-Gにおける陥凹

LST-G：laterally spreading tumor-granular type

Q1 隆起型と表面型の診断時の注意点はありますか？

A1 表面型では多彩なSM高度浸潤所見，隆起型では伸展不良所見に注意

表面型では隆起型に比べSM高度浸潤所見の項目が多いため，全体像・表面の性状・陥凹内部の性状・辺縁などの細かな部分まで注目すべきである．丈の高い隆起型T1b癌では，送気で過伸展しても肉眼形態の変化に乏しいため，病変自体の伸展不良所見を過小評価することがあり注意が必要である[5]．

3 所見別の内視鏡画像

以下にSM高度浸潤所見の解説および内視鏡画像を示す．

1) 緊満感（図1, 2）

表面が平滑で光沢を有し膨張性に発育しているような所見である．粘膜内病変が比較的保たれていること，MおよびSMに浸潤した癌量が多いことにより生じる所見と考えられる．

2) 凹凸不整（図3, 4）

病変の表面に凹凸がみられる所見である．インジゴカルミン撒布でより明瞭となる．

3) 表面粗造（図5）

表面がざらざらし腺管構造が破壊した所見であり，滲出物の付着（◎）を伴う．SM深部に浸潤した癌が表層に露出すると出現する所見である．

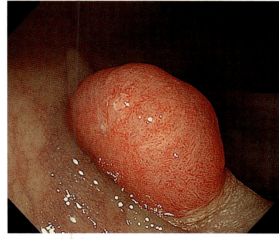

図1 緊満感①
（部位：S状結腸，深達度：SM 5,540μm）

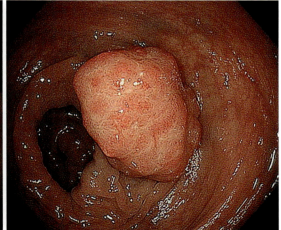

図2 緊満感②
（部位：直腸，深達度：SS）

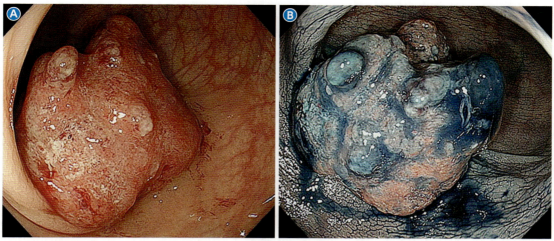

図3 凹凸不整①　Ⓐ）通常観察（部位；S状結腸，深達度；SM 8,000μm），Ⓑ）色素撒布像

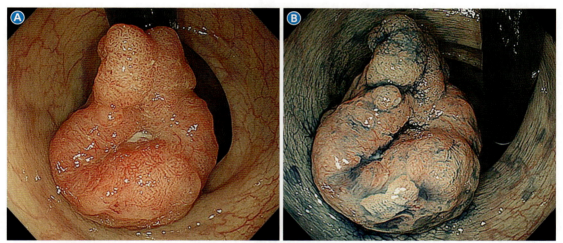

図4 凹凸不整②　Ⓐ）通常観察（部位；S状結腸，深達度；MP），Ⓑ）色素撒布像

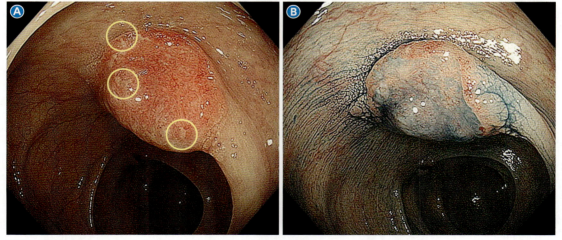

図5 表面粗造　Ⓐ）通常観察（部位；下行結腸，深達度；MP），Ⓑ）色素撒布像

4）皺襞集中（図6，7）

　　十分な送気下に，病変に向かって周囲から粘膜襞が集中する現象であり，浸潤部の線維化による伸展不良所見を反映している．インジゴカルミン撒布でヒダ集中はより明瞭となる．浸潤によるヒダ集中は少なくとも**異なる3方向**から病変にむかう所見を有意ととる．

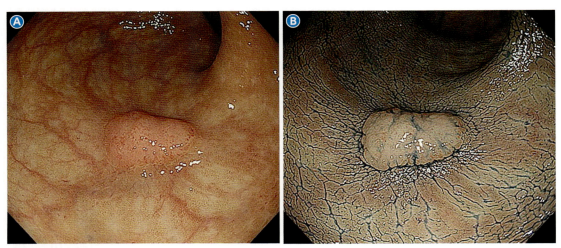

図6　皺襞集中①
Ⓐ）通常観察（部位：直腸Rb，深達度：SM 2,500μm），Ⓑ）色素散布像

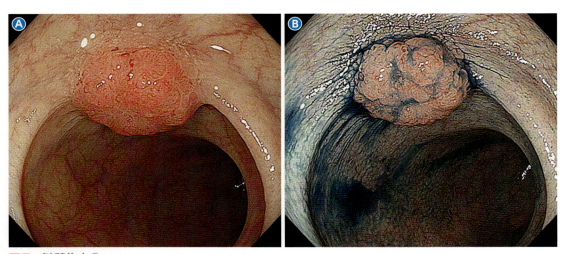

図7　皺襞集中②
Ⓐ）通常観察（部位：直腸Rs，深達度：SS），Ⓑ）色素散布像

Q2 生理的なヒダ集中と浸潤によるヒダ集中の違いを見分けるポイントは？

A2 十分な空気量で伸展させても残存するものが，浸潤によるヒダ集中

十分な空気量で腸管を伸展させると生理的なヒダ集中は不明瞭になることが多いが，浸潤によるヒダ集中は残存する．前述のように，2方向のみからのヒダ集中は慎重に判定する必要がある．

5) ひきつれ（図8, 9）

皺襞集中ではないが，周囲の粘膜が病変に向かって盛り上がる現象である．

6) 陥凹内隆起（図10）

陥凹型の癌が急速に浸潤，増大すると上方に腫瘍の押し上げが起こり陥凹内隆起（⇨）が起こる．色素散布することで陥凹が明瞭となる．

7) 陥凹内凹凸（図11）

陥凹内隆起と呼ぶほどではないが陥凹内に見られる凹凸所見である．色素撒布することで陥凹や凹凸（⇨）が明瞭となる．

8) 深い陥凹（図12）

癌は異型度が増すと陥凹を形成する傾向があり，高度のSM浸潤では陥凹が深くなる．主に隆起病変で出現する所見である．

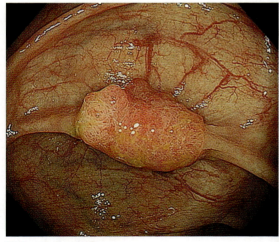

図8　ひきつれ①
（部位；盲腸，深達度；SM 4,500 μm）

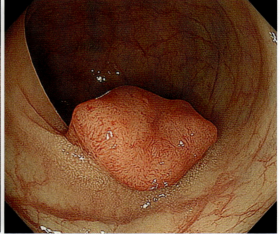

図9　ひきつれ②
（部位；S状結腸，深達度；SM 8,000 μm）

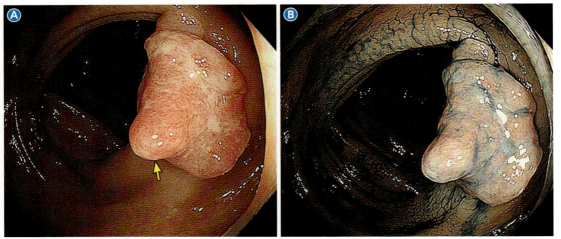

図10 陥凹内隆起　Ⓐ）通常観察（部位；上行結腸，深達度；SM 2,800μm），Ⓑ）色素撒布像

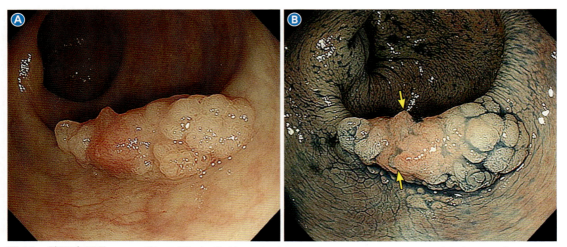

図11 陥凹内凹凸　Ⓐ）通常観察（部位；上行結腸，深達度；SM 3,000μm），Ⓑ）色素撒布像

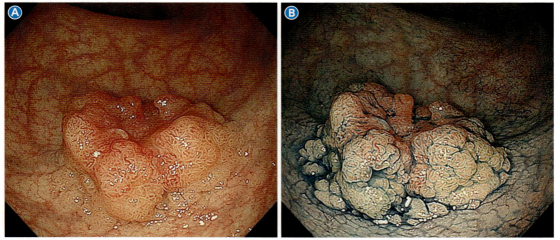

図12 深い陥凹　Ⓐ）通常観察（部位；直腸，深達度；SM 5,000μm），Ⓑ）色素散布像

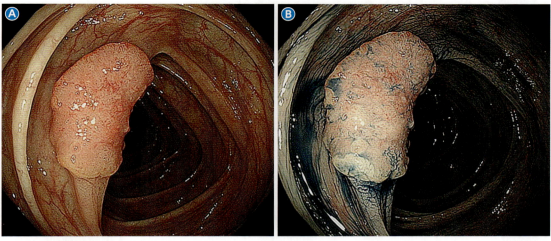

図13 台状挙上
Ⓐ）通常観察（部位：上行結腸，深達度：MP），Ⓑ）色素撒布像

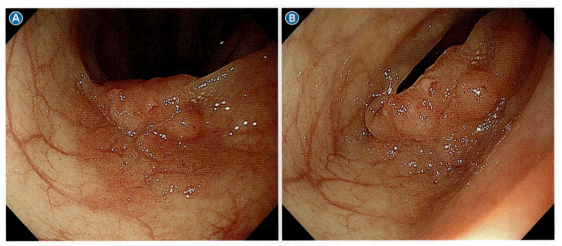

図14 空気変形なし
Ⓐ）空気多量（部位：S状結腸，深達度：SM 3,000μm），Ⓑ）脱気所見

9）台状挙上（図13）

多量の送気により非病変部は進展するが，病変部はSM浸潤のため伸展せず，相対的に台状挙上する所見である．

10）空気変形なし（図14）

空気量を増減することで，病変の伸展性が確認できる．「空気変形なし」とは，SM高度浸潤では病変が硬くなり空気を吸引しても病変の形態が変わらない場合を指す．

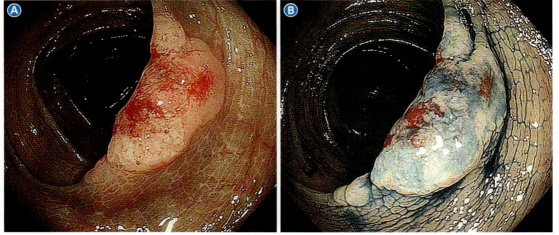

図15 易出血性
Ⓐ) 通常観察 (部位:横行結腸, 深達度:SM 2,800μm), Ⓑ) 色素撒布像

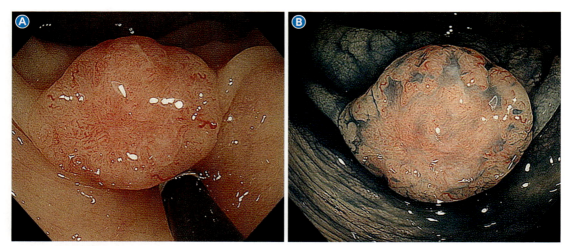

図16 非腫瘍性の立ち上がり
Ⓐ) 通常観察 (部位:下行結腸, 深達度:SM 3,200μm), Ⓑ) 色素撒布像

11) 易出血性 (図15)

内視鏡スコープの接触による機械的刺激,送気などにより容易に出血する場合をいう.SM (T1) 癌が表面に露出すると粘膜が脆弱になり,易出血性がみられる.

12) 非腫瘍性の立ち上がり (図16)

SM高度に浸潤した癌が病変の辺縁の正常粘膜を押し上げると観察される.色素撒布にて辺縁の性状がより明瞭となる.

13) LST-Gにおける陥凹 (図17)

LST-Gの一部がSM浸潤すると,結節の一部の粘膜模様が消失し陥凹する.

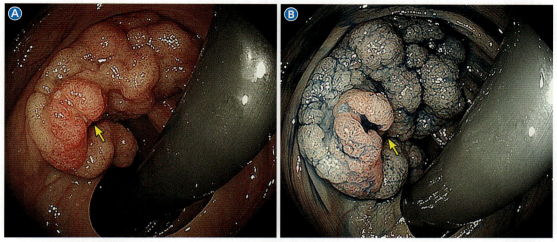

図17　LST-Gにおける陥凹
Ⓐ）通常観察（部位：上行結腸，深達度：SM 6,500μm），Ⓑ）色素撒布像

4 色素観察の有用性

Q3 インジゴカルミン撒布は必要ですか？

A3 簡便であり，病変の表面性状や辺縁所見といった多くの情報が得られるため必要である

　インジゴカルミンによる色素観察はコントラスト法に属する画像強調観察の1つである．色素が病変の溝や陥凹部に貯留することで，通常観察に比べ病変の表面性状がより明瞭となる（図3，4，10〜12，17）．病変の表面性状だけではなく，ヒダ集中や病変の立ち上がりなどの辺縁所見もより明瞭となる（図5〜7，13，16）．現在はインジゴカルミン撒布を省略しNBI拡大観察に向かう術者がいるが，インジゴカルミンによる色素観察は簡便で多くの情報が得られるため省略すべきではない．

5 進行癌との鑑別

　潰瘍限局型（2型），潰瘍浸潤型（3型）の大腸進行癌の深達度診断は容易である．2型は大きな潰瘍性病変で，周りに周堤を伴う（図18）．3型は潰瘍の周囲の癌の広がりと正常粘膜との境界が不明瞭なものである（図19）．しかし，表面構造を保ったままMP以深に浸潤する病変や主病変とは離れて浸潤する非連続性浸潤病変，早期癌の肉眼形態をとりながらMPに浸潤する病変とT1癌との鑑別は容易ではない．そのような場合は，EUSや注腸X線も加味して診断する必要がある．

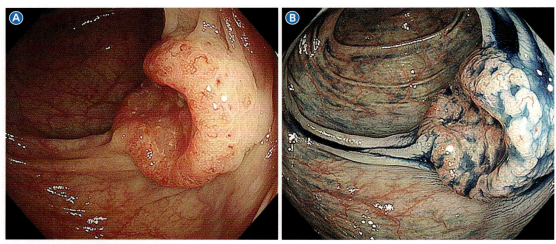

図18　潰瘍限局型進行癌
Ⓐ）通常観察（部位；横行結腸，深達度；SS），Ⓑ）色素撒布像

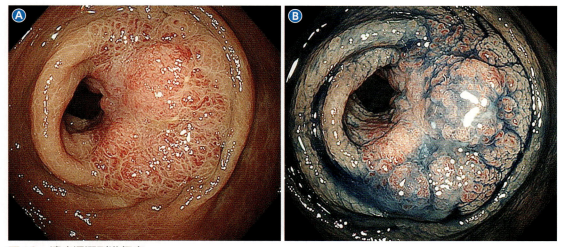

図19　潰瘍浸潤型進行癌
Ⓐ）通常観察（部位；直腸Ra，深達度；SE），Ⓑ）色素撒布像

おわりに

　近年，大腸腫瘍の深達度診断において拡大内視鏡や超拡大内視鏡が普及し議論の中心になっている．しかし，大腸癌の深達度診断の基本は，色素観察を含めた通常観察における所見の拾い上げにあるため，しっかり身につけていただきたい．

文献

1) 「大腸癌治療ガイドライン：医師用 2019 年版」（大腸癌研究会/編），金原出版，2019
2) 斉藤裕輔，他：通常内視鏡による大腸 sm 癌垂直浸潤距離 1,000 μm の診断精度と浸潤所見　大腸癌研究会「内視鏡摘除の適応」プロジェクト研究班結果報告．胃と腸，40：1855-1858，2005
3) 佐野村 誠，他：早期大腸癌の深達度診断—通常内視鏡診断．胃と腸，50：664-675，2015
4) 野田哲裕，他：早期癌深達度診断のストラテジー 通常診断重視の立場から．消化器内視鏡，25：1196-1203，2013
5) 河野弘志，他：早期大腸癌の精密画像診断 通常内視鏡による診断．胃と腸，45：801-809，2010

第4章 拡大内視鏡診断

1 所見用語の整理

樫田博史

1 pit pattern分類の基本型

　工藤らは1990年ころ，I，II，IIIs，IIIL，IV，V，の6型から成るpit pattern分類を発表した．当初は実体顕微鏡で観察されていたが，拡大電子スコープの登場とともに急速に普及した[1]（図1）．

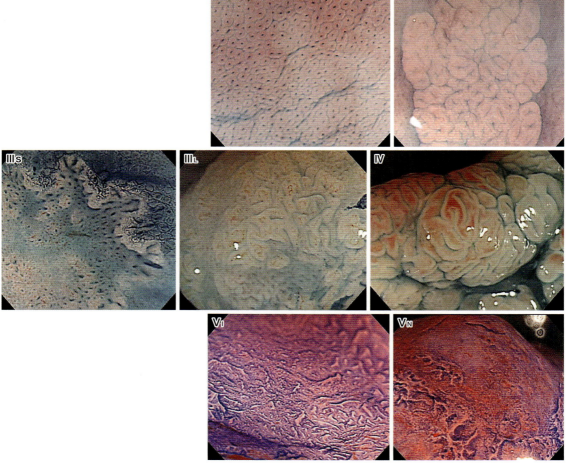

図1　Pit pattern分類

- Ⅰ型：類円形のpitで基本的に正常粘膜であるが，SMTの表面や炎症性ポリープにも認められる
- Ⅱ型：星芒状のpitで正常よりも大型．過形成性ポリープは圧倒的にこのパターンが多い
- Ⅲs型：正常よりも小型の類円形pitで，sはsmall，shortを意味する．陥凹型病変（0–Ⅱc）に特徴的なパターンである．病理組織学的には，表面から粘膜筋板に向かってまっすぐ伸び分岐の少ない腺管に対応する
- ⅢL型：線状の細長いピットで，Lはlong，linear，largeを意味する．腺腫性の隆起型病変や表面隆起型病変に最も多く認められ，病理学的には管状腺腫に対応する
- Ⅳ型：分枝を伴うもの，脳回転状，絨毛状のものを指し，大きな隆起型ポリープやLSTにみられることが多い．病理学的には管状絨毛状腺腫や絨毛状腺腫が多い
- Ⅴ型：癌のpit patternであるが，その亜分類は紆余曲折を経て，Ⅴ_I型（不整），Ⅴ_N型（無構造）とすることが決定された[2]．詳細は後述する

Q1 「小型ⅢL」とは，どんなpitをいうのでしょうか？

A1 ⅢL pit群の中心部に認められる円型に近く小さいpitのこと

　ⅢL pitは細長いpitを指すのであるが，「細長い」という言葉は主観的なものであって，明らかな定義は存在しない．実際ⅢL pitには，かなり長いものから短いものまで含まれ，同一病変内でも均一ではない．かつて秋田日赤病院では最大8個の亜分類が存在し，その1つに，gradation typeとよばれるものがあった[3]．すなわち，病変の中心部のピットはほとんど円型に近く小さいが，辺縁に向かってしだいに細長くなり，菊花模様を呈するpatternである（図2）．中心部のpitはⅢs pitに似ているが，通常のⅢL pitの部分へ連続性に変化しており，明らかな境界がひけず，領域性も乏しい．したがって「ⅢL＋Ⅲs pit pattern」とは呼ばず，「全体的には一連のⅢL pit patternであり，中心部のpitは小型ⅢL」という暗黙の了解となった．「小

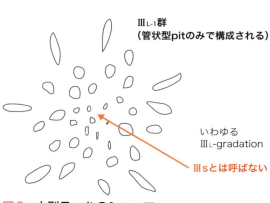

図2　小型ⅢL pitのシェーマ

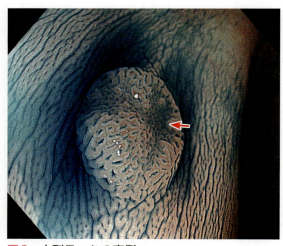

図3　小型ⅢL pitの実例

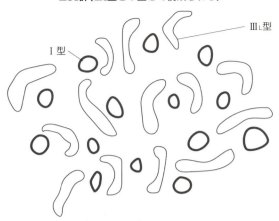

図4 ⅢLに混在するⅠ型pitのシェーマ

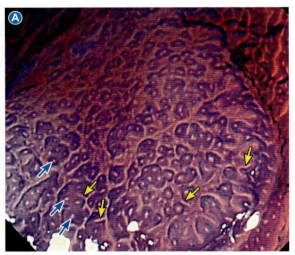
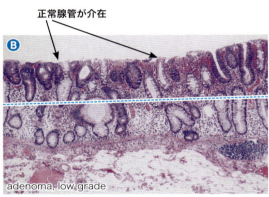

図5 ⅢLに混在するⅠ型pitと組織の対比
Ⓐ）クリスタルバイオレット染色拡大像. ⇨：ⅢL pit, ➡：Ⅰ型pit
Ⓑ）同症例のEMR切除標本病理組織弱拡大像：腫瘍腺管の間（➡）と深部（---より下）に正常腺管が取り残されている

　型ⅢL」は，いわゆるO-Ⅱa＋depや偽陥凹型LST〔LST-NG（PD）〕の中心部に認められることが多い（図3）．両者とも一見中央部がへこんで見えるが，段差を伴う明らかな陥凹面を呈さないのが特徴である．一方，O-Ⅱa＋Ⅱcは段差を伴う明らかな陥凹面を呈し，陥凹面のpit patternはⅢsやⅤ型を呈する．

　なお，ⅢL pitのなかに円型pitが混在する病変も多い（図4）．これは腫瘍性腺管（ⅢL pit）のなかに正常腺管（Ⅰ型pit）がとり残された組織像を反映しており（図5），O-Ⅱa型や平坦隆起型LST〔LST-NG（F）〕などの低異型度腺種に多く認められる（図6）．「ⅢL＋Ⅰ」型pit patternと言ってもよいかもしれないが，通常は単に「ⅢL pit pattern」とだけ表現される．もちろん「ⅢL＋Ⅲs pit pattern」とは呼ばない．

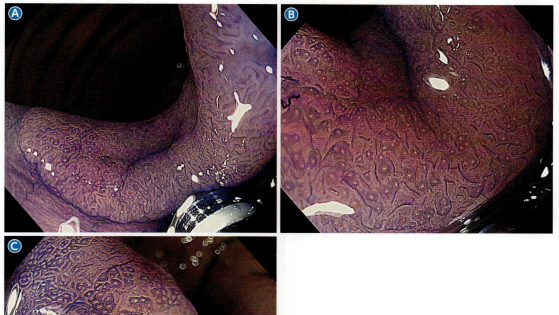

図6 ⅢLとⅠ型pitが混在する病変の実例
Ⓐ）LST-NG（F）クリスタルバイオレット染色像
Ⓑ）同拡大像
Ⓒ）別症例．隆起して見えるが，LST-NG（F）クリスタルバイオレット染色像

2 Ⅴ型pit patternの定義と亜分類

　2002年，厚生労働省がん助成金による「大腸腫瘍性病変における腺口構造の診断学的意義の解明に関する研究」班（工藤班）が設置され，そのなかで2004年，Ⅴ型pit pattern亜分類の統一化をめざして「箱根pit patternシンポジウム」が開催され，「**不整腺管構造をⅤI型とし，明らかな無構造領域を有するものをⅤN型とする**」との合意が得られた[4]（図1）．さらに，**T1b癌**の可能性があり慎重に扱うべきⅤI型pit patternを「**ⅤI高度不整**」と呼称するコンセンサスが得られ，ⅤN型pit patternのみをT1b癌の指標と仮定した場合に比較して，ⅤN型pit patternおよびⅤI高度不整をT1b癌の指標と仮定した場合，診断精度が明らかに向上した[5]．

Q2 V₁高度不整所見の重み付け，運用方法は？

A2 総合的に比較検討したデータはないが，「辺縁不整」「内腔狭小」「輪郭不明瞭」「染色性の低下」などがT1b癌の診断に有用とされている

　上記の班会議で「内腔狭小，辺縁不整，輪郭不明瞭，表層被覆上皮の染色性の低下・消失，scratch signなどを呈する場合，V₁高度不整と診断する」と決定された（図7）．昭和大学横浜市北部病院で，V₁における「密在」，「異常分岐」，「内腔狭小」，「辺縁不整」の所見を抽出し深達度との関係を検討したところ，「異常分岐」はT1癌全体に出現率が高く，鑑別診断にはあまり有用ではなかった．T1b癌の診断に関してのOdds比は「辺縁不整」，「内腔狭小」，「異常分岐」，「密在」の順であり，Odds比の高い前2者がV₁高度不整の指標として採用された[5]．

　久留米大学グループはV₁を「輪郭明瞭」と「輪郭不明瞭」に分け，T1b癌の診断に有用であると報告していた．新潟大学グループはpit間介在部をstromal area（SA）とよび，その表層被覆上皮の染色状態（SA pattern）と組織構築像と比較して，SA patternが組織構築像をよく反映すると報告した．SA patternの分類にも変遷はあるが，Type A：染色性温存，Type B：染色性低下，Type C：染色性消失とした場合，Type B，CはT1b癌のよい指標であった．Scratch signの用語は古くから存在し，爪で引っ掻いたような模様をいう．当初はV_N型pit patternに含められていたが，T1癌部の巨大不整腺管が表面に露出している組織像を反映しており，工藤班会議後，V₁高度不整に含められることになった．

　これらの所見は会議に参加した複数施設の検討項目を併記したものであり，施設ごとのデータはあるものの総合的に比較検討したデータはないので，それぞれの所見の重み付けや運用方法は確立していない．なお，がんセンターグループのV₁ invasive patternとnon-invasive patternは，V₁ pitに領域性を加味したものである．

Q3 V₁軽度不整と高度不整，V₁高度不整とV_Nの鑑別のポイントは？

A3 軽度不整と高度不整は個々のpitの境界や内腔が追えるかどうか，V₁高度不整とV_Nは無構造領域の有無で鑑別する

　明らかな大小不同，配列の乱れ，非対称を呈するpitをV₁型pit patternと診断するが，個々のpitの境界が明瞭に追え，内腔も明らかに見える場合は軽度不整，境界が追いにくく内腔も潰れてしまっている場合は高度不整としている．

　ほとんどpitが見えず明らかな無構造領域を呈する場合をV_N型pit patternとする．ただし，滲出物が表面に付着して除去できない場合は，慎重に判断する．真のV_N型pit patternはⅢ_LやⅣ型など整なpitに囲まれていることは少なく，周辺にV₁型pit patternを伴い，連続性を有することが多い．

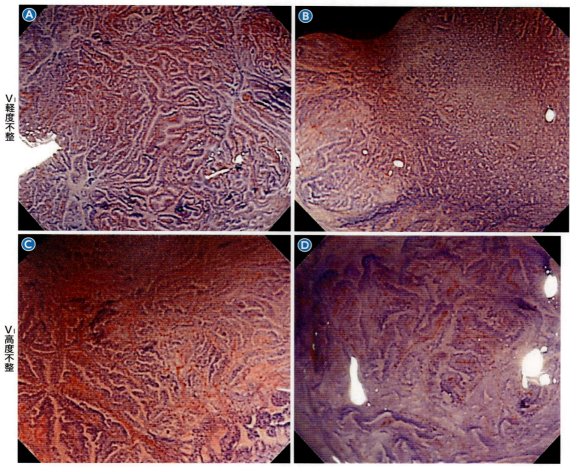

図7　V_I型 pit pattern の亜分類
上段は V_I 軽度不整（V_I-low），下段は V_I 高度不整（V_I-high）

Q4 インジゴカルミンとクリスタルバイオレットの使い分けは？

A4 病変を検出したらインジゴカルミンで境界や形状を観察し，V型 pit pattern が疑われる場合はクリスタルバイオレットで詳細に観察する

　　インジゴカルミンは高さの低い部位にたまり高い部位にははじかれるので，病変全体の境界や形状，陥凹の有無や表面の不整をみるのに適している．クリスタルバイオレットは，pit pattern の精密診断に優れているが，凹凸に関係なく染色されるので病変全体の形状診断には向いておらず，染色に若干の手間も要する．

　　通常観察で病変を検出したらまずインジゴカルミンで境界や形状を観察し，拡大観察にてⅡ～Ⅳ型までの pit pattern であれば終了してよいが，V型が疑われる場合はクリスタルバイオレットにて精密観察や亜分類を行うのがよいだろう．

■ 文献

1）「早期大腸癌―平坦・陥凹型へのアプローチ」（工藤進英/著），医学書院，1993
2）今井　靖，他：座談会―Ⅴ型 pit pattern 診断の臨床的意義と問題点．早期大腸癌，5：595-613，2001
3）工藤進英，他：臨床からみた大腸腫瘍の pit pattern 診断．胃と腸，31：1313-1323，1996
4）工藤進英，他：大腸腫瘍に対する拡大内視鏡観察と深達度診断―箱根シンポジウムにおけるⅤ型亜分類の合意．胃と腸，39：747-752，2004
5）樫田博史，他：拡大観察による大腸 sm 癌の深達度診断．消化器内視鏡，18：293-301，2006

第4章 拡大内視鏡診断

② 腫瘍・非腫瘍の鑑別

山野泰穂

はじめに

　内視鏡診断においてまず存在診断があり，次に存在を認めたものに対して腫瘍・非腫瘍の鑑別が必要である．腫瘍は上皮性と非上皮性に分類されるが，**拡大内視鏡で捉えることができるのは上皮の変化である**ため上皮性腫瘍を中心に説明する．

1 腫瘍・非腫瘍とは？

　内視鏡で腫瘍・非腫瘍を鑑別する前に腫瘍とは何かを，いま一度考えてみる．
　成書には「腫瘍とは細胞が生体内の制御に反して自律的に過剰に増殖することでできる組織塊」と記されている．そして腫瘍は良性腫瘍と悪性腫瘍に大別されている．
　悪性腫瘍とは「周囲の組織に浸潤し，または転移をおこす腫瘍」であり，良性腫瘍は「自律的に増殖できる環境をつくっていく能力をもたず，発生した場所で増殖する腫瘍」と定義されている．別な表現をすると悪性腫瘍は勝手に細胞を増やして周りを破壊してでも拡がるものであり，良性腫瘍はそうではないものと意訳することができる．
　では非腫瘍とは何か？　非腫瘍とは「細胞が生体内の制御下にあり，過剰に増殖しない組織塊」とされ，**過形成性，過誤腫性，炎症性**が含まれる．
　このように腫瘍・非腫瘍，また上皮性・非上皮性に分類すると表のような病変を例にあげ

表　大腸病変の区分

	上皮性	非上皮性
腫瘍	・大腸癌 ・大腸腺腫 ・SSA/P，TSA	・悪性リンパ腫 ・転移性腫瘍 ・GIST ・神経内分泌腫瘍 ・顆粒細胞腫 ・脂肪腫　など
非腫瘍	・過形成性ポリープ ・若年性ポリープ ・Peutz-Jeghers型ポリープ ・炎症性ポリープ ・CMSEP　など	・炎症性フィブロイドポリープ ・炎症性筋腺管ポリープ ・粘膜脱症候群（polypoid） ・cap polyposis ・MLP ・腸管気腫性嚢胞症（PCI）　など

CMSEP：colonic muco-submucosal elongated polyp

ることができる．われわれが大腸内視鏡検査で最も多く遭遇するのは**上皮性・腫瘍性病変群**であり，つまりは大腸癌，腺腫である．

2 腫瘍・非腫瘍のpit pattern/NBI所見の関係と正診率

　pitとは大腸粘膜にある腺管の開口部であり，pit patternとはこれらの集合体を指している．しかし脳回状を呈する絨毛腺腫やT1b癌などで視認できるものは，正確には腺管の開口部だけではないため，pit patternとは表現するが，表面微細構造であると考えるのが妥当である．pit patternは正常粘膜から各病変までさまざまな特徴を有しており，通常観察でも視認できるが，一般的にインジゴカルミンなどの色素を用いた方が明瞭に観察できる．
　一方NBIとは2つの狭帯域波長光を用いて間質における微細血管構築および腺管開口部を反映した表面微細構造を観察するものであり，後者はpit patternを理解しておくことで認識が高まる．
　両者ともこれまでに多数の分類が提唱されてきた歴史があったが，現在はpit pattern分類に関して工藤・鶴田分類，NBIはJNET（Japan NBI Expert Team）分類に集約されている．
　詳細は他稿（第4章-1，第5章-1）にゆずるが，pit pattern分類ではⅠ型が正常粘膜，Ⅱ型が過形成性病変に対応しており非腫瘍性病変に相当し，Ⅲ型からⅤ型が腫瘍性病変に対応している．一方JNET分類ではType 1が正常・過形成性病変・SSA/Pなどの非腫瘍性病変，Type 2（A，B），Type 3が腫瘍性病変に対応している．
　これらを用いた腫瘍・非腫瘍の正診率はpit pattern分類で96～98％，NBI分類で95％と達するとの報告があり，ほぼ病理組織診断に一致する．従ってバーチャルバイオプシーの領域にあると言っても過言ではないのが現状である．

3 腫瘍・非腫瘍の鑑別のコツ（図1，2）

　拡大内視鏡による腫瘍・非腫瘍の鑑別に関しては前述のように高い正診率を理由に誰でも分類のシェーマに当てはめると容易にできると想像するが，実際は初学者には難しいことも少なくない．
　腫瘍・非腫瘍の鑑別のポイントとして，以下があげられる．

1）病変全体の領域，形態を把握する

　「木をみて森を見ず」という諺がある．1本の木だけにこだわって，森を構成する主たる木の種類を考えないと，○○の森とは言えない．拡大内視鏡診断でも同様であり，腫瘍は組織塊（森）であるので個々の腺管開口部（木）だけをみて判断することはできない．病変と考えられる領域がどこまでであるのか，病変内の凹凸などの形状（形態）を把握してから拡大観察をする．

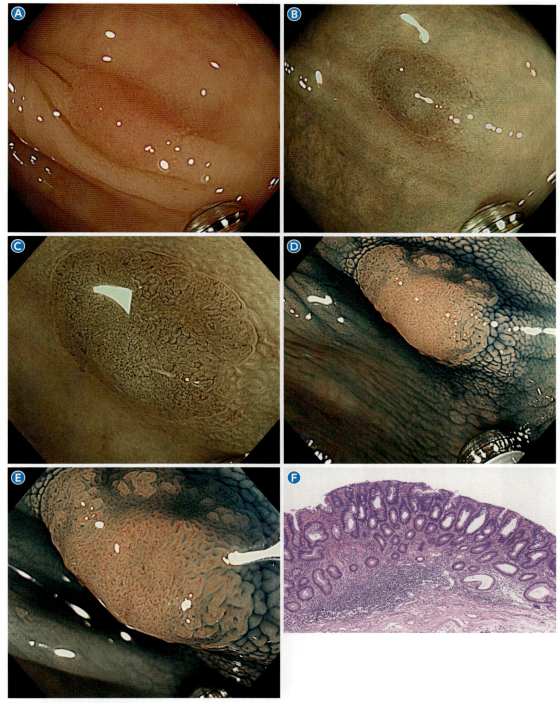

図1 腫瘍・非腫瘍の鑑別①

- Ⓐ) S状結腸に淡い発赤を呈する平坦な所見を認めた
- Ⓑ) NBI観察にて周囲正常粘膜と異なる領域性をもった病変であることがわかる
- Ⓒ) NBI拡大にてvessel patternは整で網目状を呈し，surface patternは整であるためJNET分類Type 2Aに相当し腺腫を示唆する
- Ⓓ) インジゴカルミン撒布像ではさらに領域性が明瞭となり，径は7 mm程度，陥凹は結節がない表面平坦型病変であることが判明する
- Ⓔ) 拡大観察にてⅢ_L型pit patternに相当し，腺管腺腫と診断できた
- Ⓕ) 病理組織弱拡大像

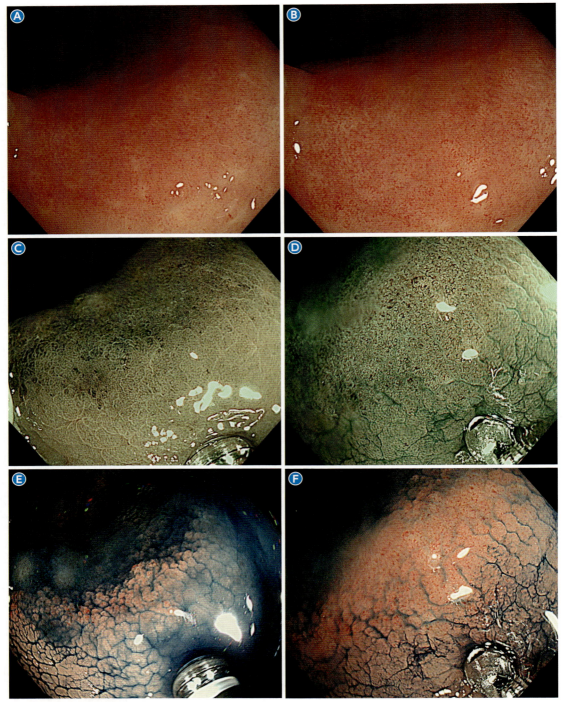

図2　腫瘍・非腫瘍の鑑別②

- Ⓐ）直腸に発赤を呈する平坦な所見を認め，Ⓑ）内部は一様な色調を呈する
- Ⓒ）NBI観察では周囲正常粘膜と異なるbrownish areaとして認識できる
- Ⓓ）正常粘膜との境界部分を見るとvessel pattern，surface patternともに正常粘膜から連続的移行しており領域性が判断できない
- Ⓔ）インジゴカルミン撒布像ではわずかな陥凹様にみえる
- Ⓕ）辺縁部分の拡大観察では周囲正常粘膜のⅠ型pitが徐々に不明瞭化し，窩間部で色素を弾いている

以上から病変は非腫瘍性病変でMPS（mucosal prolapse syndrome）を示唆され，生検にて確認された

2) 周囲背景粘膜を基準として考える

病変周囲の背景粘膜，すなわち正常粘膜の拡大所見は部位や炎症などの影響によって多少異なることを理解し，病変と考えられる領域の境界部分で所見に注目する．境界が明瞭であれば腫瘍性病変が示唆され，不明瞭で正常粘膜から移行するような拡大所見が認められた際には非腫瘍性病変や非上皮性病変が想定される．そして境界部分から病変中央部分に向かって，あるいは形態に合わせて拡大所見を観察することが肝要である．

3) 拡大内視鏡分類の腫瘍性に相当するか否かを考える

元来前述した拡大内視鏡分類は腫瘍性病変を中心（重視して）に考案されてきた経緯がある．腫瘍性病変は生命予後にも関与し医学的価値が高いことが理由である．そのためpit pattern分類では8項目中6項目，NBI分類では4項目中3項目に腫瘍性病変に割り当てられている．病変を鑑別する際にも，まず腫瘍性病変の拡大所見に合致するか否かを判断し，当てはまらない病変は非腫瘍性病変の可能性を考える．

4) 例外的所見の存在

大多数の病変は上記の考え方，視方で判断できるが，上皮から発生していない病変として転移性腫瘍や非上皮性腫瘍は例外である．個人的には前述の拡大内視鏡分類のどれにも相当しない場合は，捉えている所見がどのように上皮に影響を与えた場合に生じ得るのか，その病態を考えることに努めているが容易ではない．重要なことはすべての拡大所見を拡大内視鏡分類のどこかに押し込めず，素直に受け止めることだと考える．

4 鋸歯状病変の取り扱い

近年，非腫瘍性病変としてきた過形成性ポリープの一部において遺伝子学的解析により腫瘍性病変と認識するべきであるとの考えが浸透しつつあり，これらの病変からの癌化を報告する論文も散見されてきた．2010年のWHO分類では過形成性ポリープ，traditional serrated adenoma（TSA），SSA/P，SSA/P with cytological dysplasiaと4つに分類された．

Q1 過形成性ポリープとSSA/Pの鑑別のポイントは？

A1 粘液の産生があるかがポイント

鋸歯状病変では腺管の内腔にギザギザとした鋸歯状構造を有するため腺管開口部にも鋸歯状構造を認めることができるが，過形成性ポリープとSSA/Pでは通常観察から相違が認められる．SSA/Pでは胃腸混合型粘液形質を有するため粘液産生能が高く，そのために病変の表層に粘液に付着が強固に認められることが多い点が通常観察での鑑別点の1つである．

またSSA/Pの病理組織所見は粘液産生に伴う腺管の寸胴状拡張像，異常分岐像，腺底部の横方向への拡張像（逆T字様，L字様）などがあげられ，これらが拡大内視鏡所見にも反映

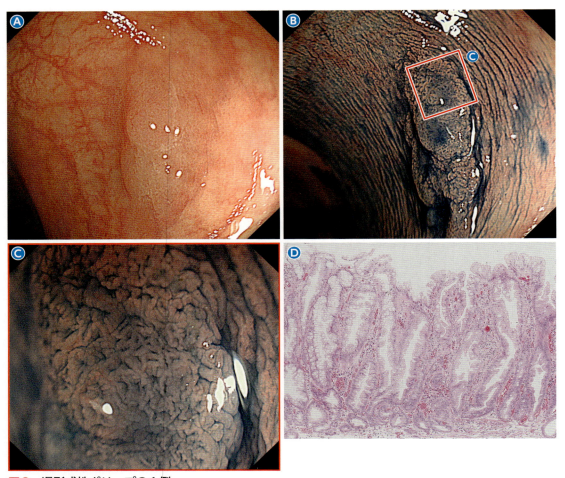

図3 過形成性ポリープの1例
通常観察（Ⓐ）では背景正常粘膜と同様な色調を呈する平坦な所見を認めるが領域が不明瞭．インジゴカルミン撒布像（Ⓑ）にて表面平坦型病変が明瞭となり，拡大内視鏡観察（Ⓒ）ではⅡ型pit patternを認める．病理組織診断（Ⓓ）は過形成性ポリープ（micro vesicular variant）であった

している（第8章-6，p220参照）．SSA/Pでは鋸歯状構造をもちながら腺管開口部が粘液で開大している所見として開Ⅱ型pit patternを捉えることができる．ただし注意点として粘液を洗浄除去すると開大所見が閉鎖すること，開大と閉鎖をゆっくりと繰り返していることがあげられる．また開Ⅱ型pit patternは粘液が載った状態でインジゴカルミン色素が浸透し明瞭に観察できる（図3）．またNBIでは開大した腺管を黒いドット状にみることができ（d-Ⅱ pit），特徴的な血管（varicose microvascular vessel：VMV）を見ることもできる．

Q2 SSA/P と SSA/P with cytological dysplasia の鑑別のポイントは？

A2 Ⅱ型 pit に加え他の pit が出現したら SSA/P with cytological dysplasia を示唆する

SSA/P では均一な開Ⅱ型 pit pattern やⅡ型様で構成されているのが一般的であるが，そこに何らかの組織学的変化が加わることで表面微細構造にも変化が出現する．一般的にはⅣ型あるいはⅣ型に類似した構造が領域性を伴って出現した場合に SSA/P with cytological dysplasia と判断することができる．また鋸歯状構造を背景としているため厳密に不整さを評価することが難しい場合もあるが，不整な pit 構造（Ⅵ型）を示唆する構造を伴う場合は癌の出現を示唆する．当然であるがこのような異なる構造が出現した場合には形態にも隆起や陥凹を所見を示し，色調的にも発赤調の変化を伴うことが一般的である（図4）．

5 新たな腫瘍・非腫瘍病変鑑別での問題

前述のように一部の病変に腫瘍として特徴や表層は鋸歯状構造を呈するが表層以下では鋸歯状構造のない腺腫の腺管で構成されている adenoma with serration や superficial serrated adenoma（SuSA）などの病変群が認められてきたために，病理組織診断の基準や考え方に変化が生じている．

これら鋸歯状病変における拡大内視鏡所見は，これまで非腫瘍として定義したⅡ型 pit pattern および JNET 分類 Type 1 に相当していたが，病理組織診断の基準が変わると安易に内視鏡だけで腫瘍・非腫瘍を判断することが困難となってきている時代にあると考える．新たな拡大内視鏡所見のカテゴリーの創設も含めて今後の動向が注目される．

文献

1) Kudo S, et al：Colorectal tumours and pit pattern. J Clin Pathol, 47：880–885, 1994
2) Togashi K, et al：Use of Optimal Band Imaging for Discrimination of Neoplastic from Non-Neoplastic Small Polyps in Magnification Non-Dye Colonoscopy. Gastrointest. Endosc, 35：AB335, 2007
3) 「New Challenges in Gastrointestinal Endoscopy」（Niwa H, et al, eds), pp295–305, Springer, 2008
4) Sano Y, et al：Narrow-band imaging (NBI) magnifying endoscopic classification of colorectal tumors proposed by the Japan NBI Expert Team. Dig Endosc, 28：526–533, 2016
5) Kimura T, et al：A novel pit pattern identifies the precursor of colorectal cancer derived from sessile serrated adenoma. Am J Gastroenterol, 107：460–469, 2012
6) Hashimoto T, et al：Superficially serrated adenoma：a proposal for a novel subtype of colorectal serrated lesion. Mod Pathol, 31：1588–1598, 2018

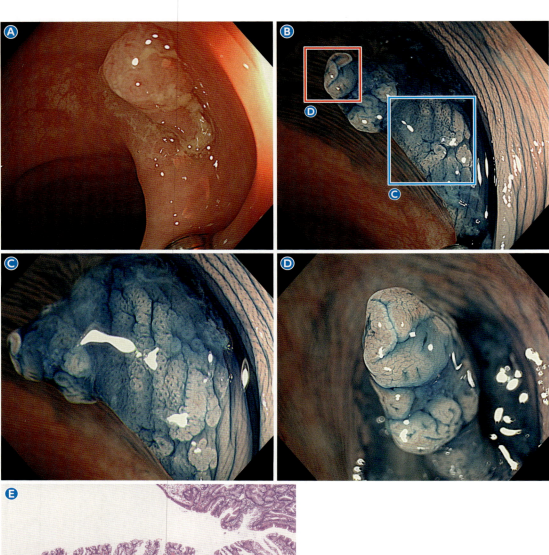

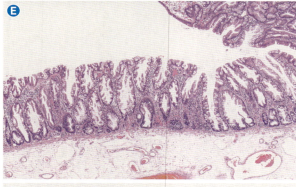

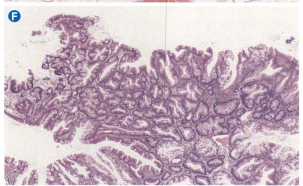

図4 SSA/P with cytological dysplasiaの1例

Ⓐ）通常観察では背景正常粘膜と同様な色調を呈し領域性は不明瞭で，粘液付着を伴う病変を認める

Ⓑ）インジゴカルミン撒布像では平坦部分と隆起部分から構成された病変であることがわかる

Ⓒ）平坦部分の拡大観察では開大したⅡ型pitを一様に認める

Ⓓ）隆起部分の拡大観察では松毬様や管状様pitを認め，窩間部には微細な線状模様を認める

Ⓔ）病理組織像では平坦部分は鋸歯状腺管が分枝や腺底部拡張を示しSSA/Pと判断した

Ⓕ）隆起部分は浮腫状間質を伴った乳頭状，鋸歯状構造を示し核異型も伴う腺腫様の所見と判断した

以上からSSA/P with cytological dysplasiaと診断した

第4章 拡大内視鏡診断

3 深達度診断

田中寛人，浦岡俊夫

1 拡大観察の技術的なコツ

1）洗浄のコツ

　教科書に載せられているようなきれいな画像を撮影するためのコツとしてまず重要なことは**病変をよく洗う**ことである．表面に粘液が付着し水で洗ってもとれない場合，当院では蛋白分解酵素製剤（プロナーゼMS）を水に溶かしたもので洗浄している．

　Water jetによる洗浄は勢いが強すぎ直接病変に当てると出血してしまうため，水の勢いを調節したり，直接病変にかけずに病変周囲の正常粘膜に当てて流れた水で洗浄すると出血させずに洗浄することができる．シリンジによる洗浄も同様に力を加減して周囲から流すように洗うように心がける．

　また，重力で水がたまる場所に病変があると洗浄後の水を吸引する際に病変を吸引してしまい出血させてしまうことがある．このような場合は体位変換で水がたまらない位置に病変をもってきたり，遠くから吸引するなどの工夫も必要になる．SSA/Pのように粘液が強固に付着し，洗浄しても粘液が落としきれない場合の最終手段として，ノントラウマティックチューブ（オリンパス社）の手元に20 mL程度の空シリンジを付けてチューブの先端から粘液を直接吸引することもある．

　粘液が病変表面から除去しきれないとクリスタルバイオレットで染色できず，深達度診断も不正確なものとなってしまうためしっかりと落とすことが必要である．

　観察に時間をかけすぎると杯細胞から新たに粘液が産生され表層部が再び粘液で被覆されてしまうため，染色の直前にも再度よく洗浄し観察にはあまり時間をかけすぎないようにすることも必要である．

2）クリスタルバイオレット染色のコツ

　クリスタルバイオレット染色はノントラウマティックチューブから染色液を**少量ずつ滴下**し，染色が足りなければあとから追加するという段階的な染色法がきれいな画像を得るためのコツである．はじめから十二分に撒いてしまうと，あと戻りできず，染色が濃すぎてきれいな写真が撮れなくなってしまう．また，光の反射を抑えたい際には，**浸水下**で観察するとよい．

3）ノントラウマティックチューブの使用のコツ

　拡大観察の工夫として，われわれは**ノントラウマティックチューブ**を使用している（図1）．このチューブは先端が半球状に設計されており，粘膜や病変に当たっても組織障害が少なく

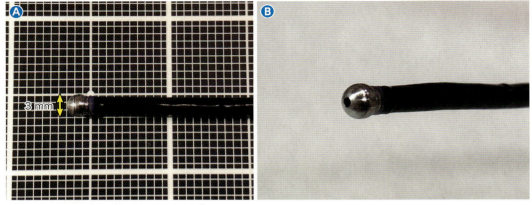

図1　ノントラウマティックチューブ
Ⓐ）太さは3mmで，粘膜の損傷を防ぐため先端は球形になっている
Ⓑ）先端に洗浄や色素散布のための穴が開いている

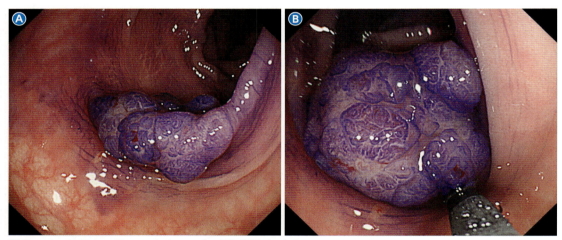

図2　ノントラウマティックチューブで正面視した病変
Ⓐ）病変がヒダ裏に伸び，接線方向になっている
Ⓑ）ノントラウマティックチューブを病変の肛門側の健常粘膜に押し当てチューブの距離を調整することで病変を手前に向けることができた

　出血しにくい．このチューブで病変の肛門側健常粘膜を押さえることで病変を正面視できることがある（図2，第2章-1参照）．
　また，呼吸性変動が大きい場合もこのチューブで押さえることで動きを最小限に抑えたり，チューブの長さや空気量を調整することで病変との距離を調整してピントのあった写真を撮ることができるようになる．また，観察する際にスコープを病変に接触させると出血してその後の観察が困難になってしまうことがあるため，出血させないようになるべく**病変の肛門側から**順に観察する．スコープコンタクトで一度出血させてしまうと，その後何度洗ってもうまく染色できなくなってしまうので細心の注意を払う必要がある（図3）．

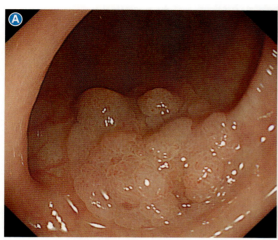
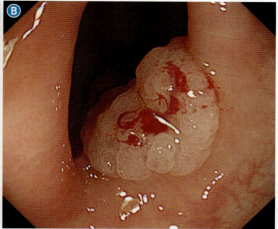

図3　スコープ接触による出血
Ⓐ）S状結腸のO-Ⅰs＋Ⅱa
Ⓑ）口側に扁平な伸び出しがあり，確認しようとして不用意に病変に近づいた際に腸管蠕動が起こり，スコープが病変に接触し出血させてしまった症例

Q1 　V_I高度不整やV_N（無構造領域）の領域性はどのように評価したらよいですか？

A1　pitの不整に加え，領域性を考えることでT1b癌を抽出できる

　SM深部に浸潤する癌の多くは点ではなくある一定の面積をもって浸潤していることから，pitの不整に加えて領域性を診断に加えることでより高率にT1b癌を抽出することができる．そこで一部の施設ではV_I高度不整やV_Nを認めた場合，その領域性を加味して判断するinvasive patternという指標を用いている[1]．これは病変がNPG（non-polypoid growth）-typeであれば3 mm以上，PG（polypoid growth）-typeであれば6 mm以上の領域性があればinvasive patternと診断し，SM高度浸潤と診断する方法である．ノントラウマティックチューブの先端が約3 mmなので，それを基準に領域のサイズを確認する．

Q2　クリスタルバイオレット染色の染色不良，粘液付着とV_Nの鑑別法を教えてください

A2　pitが連続的に存在していればV_N，連続性がなければ染色不良

　大腸の粘膜は陰窩にある杯細胞から粘液が産生され，病変に強く付着することがある．拡大観察時にはこの粘液を除去する必要がある．クリスタルバイオレット染色はpit周囲の被覆上皮を染色するが，粘液が残っていると染色されずV_Nと誤診してしまうことがあるからである．
　無構造なのか粘液の付着による染色不良なのかを鑑別するポイントはその領域の周囲を観察することにある．

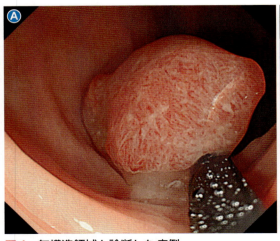
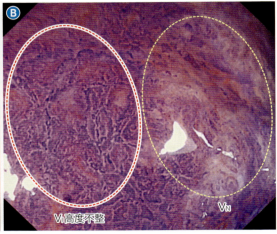

図4 無構造領域と診断した症例

Ⓐ) O-Isを認める
Ⓑ) クリスタルバイオレット染色で右側に染色不良部位を認める（◯）．染色不良の左側に連続してV₁高度不整（◯）を認める

　　　　　T1癌が病変表面に露出している場合の不染領域は周囲にV₁型のpitが連続的に存在するが（図4），粘液付着に伴う染色不良は周囲との連続性がない（図5）．
　　　　　拡大観察をする際には，そこで何が起きているのか病理所見を思い浮かべながら考えられるようにならなくてはならない．これから拡大観察を学ぼうという若手の医師には，pit patternをただ覚えるだけではなく，自分が診断した病変の病理標本をぜひ確認してほしい．

Q3 大きな病変の場合，どこを中心に拡大観察すればいいですか？

A3 LST-Gでは粗大結節部，LST-NGでは陥凹面を中心に観察するが，LST-NGは多中心性にSM浸潤することがあるため注意

　　大きなO-Is病変は全体像の観察が困難なことが多いが，可能であればスコープ反転観察なども利用して周囲と異なる表面構造や陥凹面がないかを確認する．ただし，大きなO-Is病変はSMに深く浸潤していても表面のpit patternに反映されないことが多く，深達度診断に苦慮することがある．
　　一方，大きなLSTも全体をくまなく拡大観察することは難しい．したがって，病変のなかでどこの部位の深達度が深い可能性があるのかを白色光やインジゴカルミン撒布，NBIなどで絞り込む必要がある．LSTでは浸潤部位の検討がなされており，LST-Gでは粗大結節部，LST-NGでは陥凹面を中心に観察するが，LST-NGは多中心性にSM浸潤することが多く，拡大観察しても術前に予測困難なSM軽度浸潤を認めることがあるのでESDによる一括切除が望ましい[2, 3]．

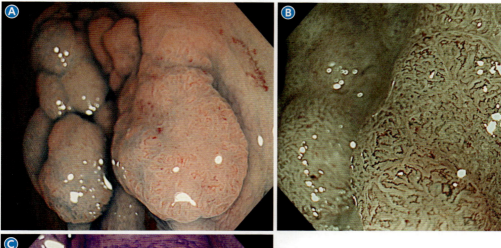
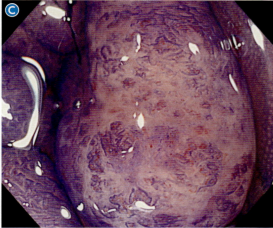

図5 染色不良と診断した症例

Ⓐ）病変口側の結節を認める
Ⓑ）NBI拡大観察ではirregularなvessel patternとsurface patternを認めJNET分類Type 2Bと診断した
Ⓒ）クリスタルバイオレット染色による拡大観察では同部位に染色不良を認めたが，周囲のpitは不整でなく連続性が乏しい

■ 文献

1) Matsuda T, et al：Efficacy of the invasive/non-invasive pattern by magnifying chromoendoscopy to estimate the depth of invasion of early colorectal neoplasms. Am J Gastroenterol, 103：2700-2706, 2008
2) 斎藤　豊，他：治療法選択からみた側方発育型大腸腫瘍（LST）の分類と意義 ESDの立場から．胃と腸，45：1001-1010，2010
3) Uraoka T, et al：Endoscopic indications for endoscopic mucosal resection of laterally spreading tumours in the colorectum. Gut, 55：1592-1597, 2006

第4章 拡大内視鏡診断

4 素朴な疑問Q&A

佐野村　誠

Q1 プロナーゼ処理は病変に付着した粘液除去に有用でしょうか？

A1 粘液除去には，プロナーゼ（プロナーゼMS）を溶解した微温湯で病変を洗浄し，浸水させるとよい

　腸管のスパスムス（攣縮）誘発防止のため，冷水ではなく微温湯にプロナーゼMS（図1）を溶解する．

　除去されにくい粘液に対しては，プロナーゼMSを溶解した微温湯に病変を浸水させてしばらく待つと，病変に付着した粘液が分解除去される（図2）．

　プロナーゼMSの効能・効果は，胃内視鏡検査における胃内粘液の溶解除去である．薬効薬理については，本剤は蛋白分解酵素製剤であり，胃粘液の主成分である粘液糖蛋白ムチンのペプチド結合を切断することにより胃粘液を溶解除去するとされている[1]．

　大腸腫瘍の拡大観察においても有用[2]と報告されており，特にクリスタルバイオレット染色を行う際にはプロナーゼ処理をすることが望ましい．

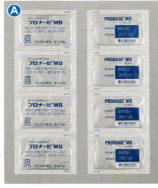
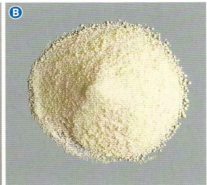

図1　プロナーゼMS（画像提供：科研製薬株式会社）
Ⓐ）プロナーゼMS　ヒートシール包装（1包0.5 g）
Ⓑ）プロナーゼMS（粉末）

Q2 拡大観察にフルズームは必要ですか？

A2 特にV₁型 pit patternの診断にはフルズームが必要

クリスタルバイオレット染色による拡大観察において，V₁型 pit pattern軽度不整と高度不整の診断には，フルズームが必要である．

また，NBI観察，インジゴカルミン撒布像においても，非拡大，弱拡大，中拡大，強拡大（フルズーム）と順を追って拡大観察をすることが大切である（図3）．

炎症を伴う非腫瘍粘膜においては，フルズームによる拡大観察だけでは腫瘍性 pit patternと誤診することがあるので，注意を要する（図4）．

Q3 Dual focusの利点と欠点について教えてください

A3 簡便に近接拡大観察を行うことができるが，詳細な観察には不十分

Dual focusはボタン1つで近接拡大観察に切り替えることができ，ピントも合わせやすい（図5, 6）．しかし，詳細な観察には，弱拡大から強拡大まで連続的に拡大観察をすることが望ましい（図7）．

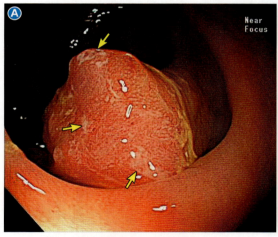 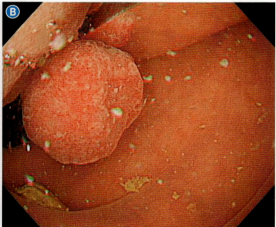

図2 プロナーゼ処理による粘液除去
Ⓐ）大腸腫瘍の表面に水洗にて除去されない粘液付着を認めた（⇦）
Ⓑ）プロナーゼMSを溶解した微温湯に病変を浸水させた

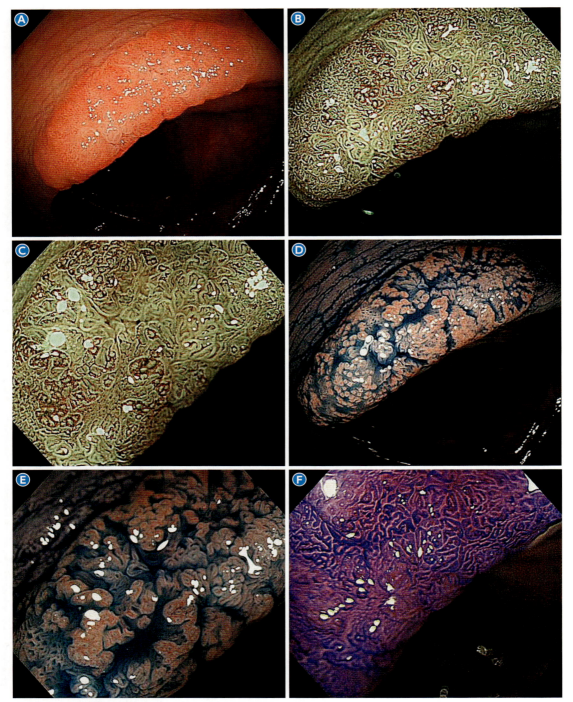

図3 多彩な表面構造を呈した大腸腫瘍

Ⓐ) 横行結腸に径25 mm大の0-Ⅱa (LST-NG) を認めた
Ⓑ) NBI観察の弱拡大像において，病変内のsurface patternが観察された
Ⓒ) NBI観察の強拡大像（フルズーム）では，surface patternとvessel patternの詳細な観察が可能となった
Ⓓ) インジゴカルミン撒布像（非拡大）において，多彩な表面構造を示していた
Ⓔ) インジゴカルミン撒布の強拡大像（フルズーム）では，腺管開口部の形態について大小のⅤ_I型pitを詳細に観察することができた
Ⓕ) クリスタルバイオレット染色拡大像では，pitの辺縁不整，内腔狭小，輪郭不明瞭の所見はみられず，Ⅴ_I型軽度不整と診断した

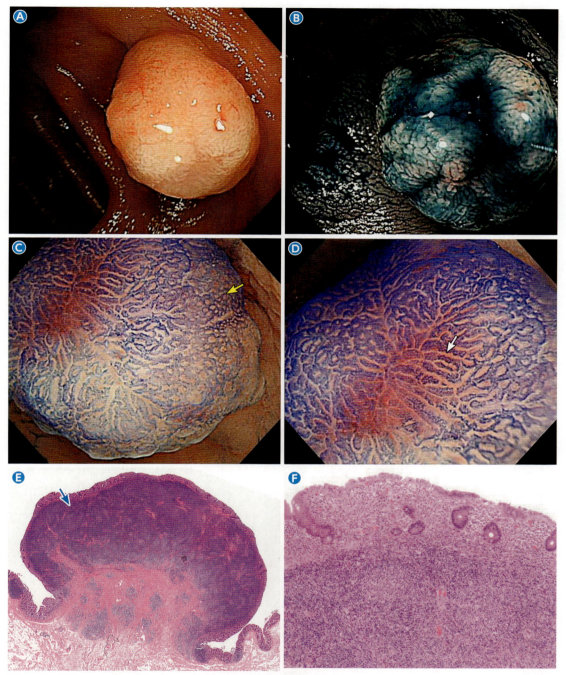

図4 腫瘍性pitとの鑑別に苦慮した良性リンパ濾胞性ポリープ
Ⓐ）上行結腸に径15 mm大の隆起型病変を認めた
Ⓑ）インジゴカルミン撒布像では，表面は非腫瘍粘膜に覆われていると診断した
Ⓒ）浸水下でのクリスタルバイオレット染色の中拡大像では，病変の立ち上がりのⅠ型pit pattern（⇦）から境界を示すことなく連続して，頂部のpitに徐々に移行していた
Ⓓ）頂部のクリスタルバイオレット染色の強拡大像（フルズーム）では，腫瘍性pitとの鑑別が困難であった（⇦）
Ⓔ）切除標本ルーペ像では，SMに異型のないリンパ球（⬅）が集簇しており，良性リンパ濾胞性ポリープと診断した
Ⓕ）表層の病理所見では，LPに炎症細胞浸潤を伴い，再生性変化を示す腺管を疎に認めた．このため，クリスタルバイオレット染色の強拡大像（フルズーム）において，腫瘍性pitとの鑑別に苦慮した

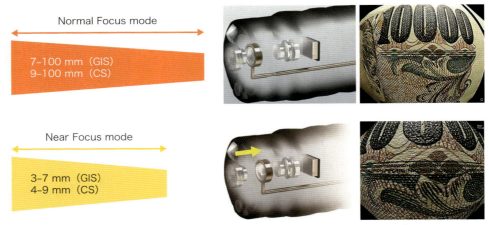

図5 Dual focus機能によるNormal Focus modeとNear Focus mode
EVIS LUCERA ELITE大腸ビデオスコープのOLYMPUS CF-HQ290L/Iに搭載されているDual focus機能は，「通常観察（Normal Focus）」と「近接拡大観察（Near Focus）」の2段階のフォーカス切り替えがボタン1つで可能である．
GIS：上部消化管内視鏡検査，CS：大腸内視鏡検査（画像提供：オリンパス社）

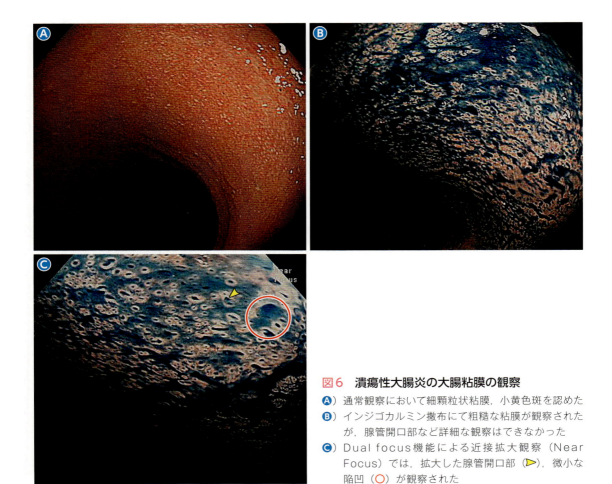

図6 潰瘍性大腸炎の大腸粘膜の観察
Ⓐ）通常観察において細顆粒状粘膜，小黄色斑を認めた
Ⓑ）インジゴカルミン撒布にて粗糙な粘膜が観察されたが，腺管開口部など詳細な観察はできなかった
Ⓒ）Dual focus機能による近接拡大観察（Near Focus）では，拡大した腺管開口部（▷），微小な陥凹（○）が観察された

Q4 通常観察の印象と拡大観察の診断に差があった場合，どちらを重視したらよいでしょうか？

A4 病理組織を反映する大腸腫瘍の形態学的特徴を加味して，総合的に診断を

通常観察におけるT1b癌を反映する所見（表1, 2）を理解したうえで，拡大観察所見と乖離があった場合，その腫瘍の形態学的特徴から病理組織像を類推して，総合的に深達度診断を行う（図8, 9）．

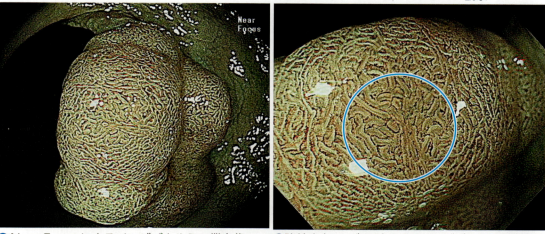

Ⓐ Near FocusによるNBI観察　　Ⓑ 強拡大（フルズーム）によるNBI観察

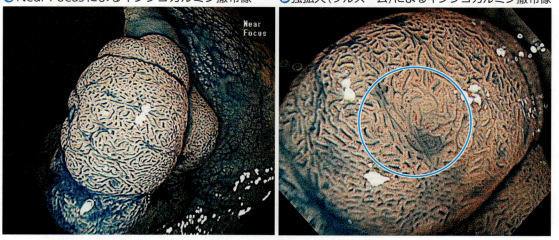

Ⓒ Near Focusによるインジゴカルミン撒布像　　Ⓓ 強拡大（フルズーム）によるインジゴカルミン撒布像

図7　大腸腫瘍におけるNear Focusと強拡大（フルズーム）の比較

Ⓐ）整なsurface patternとvessel patternが観察された
Ⓑ）画面中央部ではsurface patternがやや不整に観察された（○）
Ⓒ）ⅢL型pit patternを示し，管状腺腫の像を反映していると考えた
Ⓓ）画面中央部では典型的なⅢL型pit patternよりもpitがやや不整に観察され（○），管状腺癌の可能性が示唆された．切除病理組織では，同部に高分化型管状腺癌を認めた．Adenocarcinoma (tub1) in tubular adenoma, pTis, Ly0, V0

表1　隆起型T1b癌を反映する内視鏡所見

内視鏡所見	P値
腫瘍の全体像における所見	
緊満所見	0.0369
内視鏡的硬さ	0.0001
凹凸不整	0.0192
腫瘍の表面性状	
粗糙	0.0235
腫瘍周囲の性状	
皺襞集中	0.0111
ひきつれ	0.0004
弧の硬化	0.0028

Mann-Whitney U testによる単変量解析
文献3より引用

表2　表面型T1b癌を反映する内視鏡所見

内視鏡所見	P値
腫瘍の全体像における所見	
緊満所見	＜0.0001
内視鏡的硬さ	＜0.0001
凹凸不整	0.0458
腫瘍の表面性状	
陥凹内隆起	0.0063
陥凹内凹凸	0.0409
粗糙	＜0.0001
強い発赤	＜0.0001
腫瘍周囲の性状	
皺襞集中	0.0087
ひきつれ	0.0052
弧の硬化	0.0331
台状挙上	0.0037
技術的側面	
空気変形なし	0.0003
易出血性	0.0381

Mann-Whitney U testによる単変量解析
文献3より引用

Point　図8のようなLST-NGでは，皺襞集中の所見は深達度の指標にならない[4]ことに留意して診断する必要がある．
　図9のような隆起型腫瘍では，表面構造を保ったままSM高度浸潤することがあるので注意を要する．

■ 文献
1) プロナーゼMS添付文書．科研製薬
2) 冨樫一智，他：大腸病変の拡大観察における粘液除去剤（プロナーゼ）の使用経験．日大腸検会誌，14：173-176，1997
3) 斉藤裕輔，他：通常内視鏡による大腸sm癌垂直浸潤距離1,000μmの診断精度と浸潤所見　大腸癌研究会「内視鏡摘除の適応」プロジェクト研究班結果報告．胃と腸，40：1855-1858，2005
4) 斉藤裕輔，他：通常内視鏡による深達度診断：治療法選択のための深達度診断に有用な通常内視鏡検査所見．「症例で身につける消化器内視鏡シリーズ　大腸EMR・ESD改訂版」（田中信治/編），羊土社，pp24-29，2014

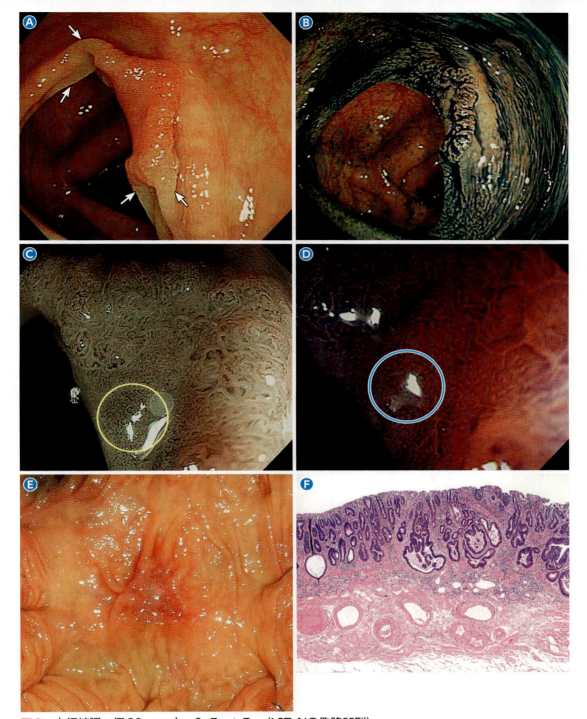

図8 上行結腸，径20mm大，0-Ⅱa＋Ⅱc（LST-NG偽陥凹型）

Ⓐ) 通常観察において，病変に向かって4本のヒダの皺襞集中を認めた（⇦）．皺襞集中の所見からは，T1b癌の可能性が考慮された
Ⓑ) インジゴカルミン撒布にて，皺襞集中を認めたが，陥凹内隆起や陥凹内不整の所見はなかった
Ⓒ) NBI拡大観察では，陥凹部はJNET分類Type 2Bと診断し，やや不整のあるsurface patternやvessel pattern（◯）が観察されたが，血管の口径不同や太まりの所見はなかった
Ⓓ) クリスタルバイオレット染色拡大像では，陥凹部はVᵢ型軽度不整pit pattern（◯）を示した．拡大観察所見からは，Tis癌からT1a癌の所見であった
Ⓔ) 切除新鮮標本では，病変に向かって皺襞集中がみられた
Ⓕ) 病理組織学的には，SMに高度の線維化を伴い，高分化型管状腺癌が多中心性にSMに軽度浸潤していた．Adenocarcinoma（tub1），pT1a（SM 500μm），Ly0，V0，BD 1

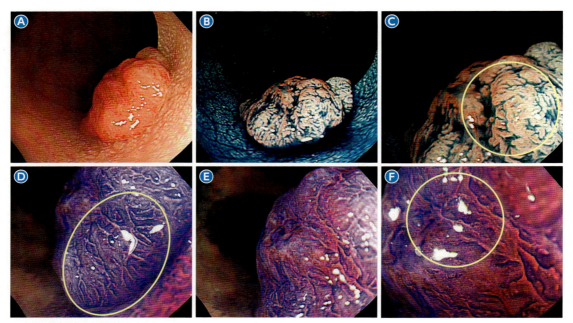

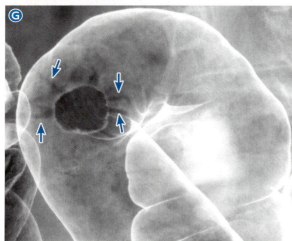

図9 S状結腸，径18 mm大，0-Is

- **A**, **B**) 通常観察およびインジゴカルミン撒布像にて，内視鏡的硬さがあり，表面は結節状であった
- **C**) インジゴカルミン撒布拡大像にて，V₁型 pit pattern (◎) を呈し，腫瘍表面の構造は比較的保たれている所見であった
- **D**, **E**, **F**) クリスタルバイオレット染色拡大像にて，V₁型高度不整 pit pattern (**D** **F**◎) であった
- **G**) 注腸Ｘ線検査では，病変に向かって皺襞集中の所見（➜）を認め，T1b癌と診断した
- **H**) 切除標本ルーペ像では，腫瘍表層の高分化型管状腺癌の構造を保ちながらSM深部まで浸潤している所見であった．Adenocarcinoma (tub1)，pT1b (SM 4,200μm)，Ly0，V0，BD 1

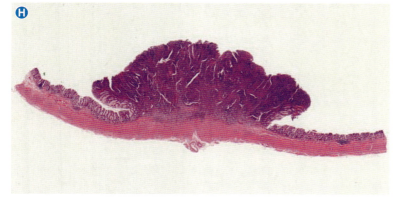

第5章 画像強調拡大内視鏡診断

1 所見用語の整理

住元　旭，田中信治

1 NICE分類の定義，利点・欠点

NICE (NBI International Colorectal Endoscopic) 分類は，2009年にCTNIG (Colon Tumor NBI Interest Group) から提唱された大腸NBI所見国際分類（欧米における基本分類）である（表1）．color（色調），vessels（微小血管），surface pattern（表面微細模様）を指標とした3つのカテゴリー分類であり，**Type 1**は過形成またはSSPなどの**非腫瘍**，**Type 3はT1b癌，Type 2はそれ以外**の組織型の指標である．**拡大・非拡大内視鏡の両方で使用可能でありきわめて簡便である**．また，Type 1およびType 3は，それぞれの予想組織型に対し高い診断能を有し，非腫瘍（SSA/P [＝SSP] を含む）の診断とT1b癌の簡便な診断に有用である[1, 2]．しかし，Type 2には腺腫からT1癌までさまざまな組織型の病変が含まれるため，**Type 2病変の治療方針の決定**（polypectomy vs EMR，一括切除vs分割切除，などの鑑別）**ができず**，この点においては不十分である．

表1　NICE分類[※1]

	Type 1	Type 2	Type 3
Color	Same or lighter than background	Browner relative to background (verify color arises from vessels)	Brown to dark brown relative to background ; sometimes patchy whiter areas
Vessels	None, or isolated lacy vessels may be present coursing across the lesion	Brown vessels surrounding white structures[※2]	Has area (s) with disrupted or missing vessels
Surface Pattern	Dark or white spots of uniform size, or homogenous absence of pattern	Oval, tubular or branched white structures[※2] surrounded by brown vessels	Amorphous or absence of pattern
Most likely pathology	Hyperplastic & sessile serrated polyp (SSP)[※3]	Adenoma[※4]	Deep submucosal invasive cancer

※1 Can be applied using colonoscopes both with or without optical (zoom) magnification
※2 These structures (regular or irregular) may represent the pits and the epithelium of the crypt opening
※3 In the WHO classification (REF), sessile serrated polyp and sessile serrated adenoma are synonymous. SSPs often demonstrate some dark, dilated crypt orifices.
※4 Type 2 consists of Vienna classification types 3, 4, and superficial 5 (all adenomas with either low or high grade dysplasia, or with superficial submucosal carcinoma). The presence of high grade dysplasia or superficial submucosal carcinoma may be suggested by an irregular vessel or surface pattern, and is often associated with atypical morphology (e.g., depressed area).

2 JNET 分類の定義，利点・欠点

2014年，The Japan NBI Expert Team（JNET）より本邦初の大腸NBI拡大内視鏡観察所見統一分類（JNET分類）が提唱された（表2）[3]．JNET分類は，**vessel pattern** と **surface pattern** を指標とした，4つのカテゴリー分類である．

JNET分類は，NICE分類を基本としており，NICE Type 1 と Type 3 は，JNET分類 Type 1 と Type 3 にそれぞれほぼ対応し，そしてNICE Type 2 は，NBI拡大観察を用いてJNET分類 Type 2A と 2B に細分類した形となっている．

Type 1 は**過形成またはSSP**，**Type 2A** は腺腫のような**低異型度粘膜内病変**，**Type 2B** は**高異型度粘膜内病変/T1a癌**，そして **Type 3** は**T1b癌**の指標である．拡大内視鏡観察を用いることにより，さまざまな組織型の病変が混在するNICE Type 2 から，内視鏡治療適応病変である腺腫をJNET分類 Type 2A として識別できるようになった．しかし，JNET分類 Type 1，2A，3 が，それぞれの予想組織型に対し信頼性の高い診断指標である一方，**Type 2B は腺腫〜T1b癌まで多彩な病変**を含んでおり，色素を用いた拡大観察による pit pattern 診断や，状況に応じて超音波内視鏡検査（EUS）や注腸造影検査などの追加精査が必要である（表3，4）[4]．

表2 JNET分類

NBI	Type 1	Type 2A	Type 2B	Type 3
Vessel pattern	・Invisible[※1]	・Regular caliber ・Regular distribution (meshed/spiral pattern)[※2]	・Variable caliber ・Irregular distribution	・Loose vessel areas ・Interruption of thick vessels
Surface pattern	・Regular dark or white spots ・Similar to surrounding normal mucosa	・Regular (tubular/branched/papillary)	・Irregular or obscure	・Amorphous areas
Most likely histology	Hyperplastic polyp/Sessile serrated polyp	Low grade intramucosal[※4] neoplasia	High grade intramucosal[※5] neoplasia/Superficial submucosal invasive cancer[※3]	Deep submucosal invasive cancer
Examples				

※1 If visible, the caliber in the lesion is similar to surrounding normal mucosa.
※2 Microvessels are often distributed in a punctate pattern and well-ordered reticular or spiral vessels may not be observed in depressed lesions.
※3 Deep submucosal invasive cancer may be included.
※4 Low grade intramucosal neoplasia : low grade dysplasia.
※5 High grade intramucosal neoplasia : high grade dysplasia.

Q1 色素拡大観察と画像強調拡大観察の使い分けについて教えてください

A1 まずは画像強調拡大観察を行い，Type 2Bやlow confidence診断となった場合に色素拡大観察を追加する

　大腸局在病変に対するpit pattern診断およびNBI拡大観察の診断能に関する研究は数多くなされ，双方ともに高い正診率を有することが報告されている[5]．画像強調観察法では色素は必要なく，簡単なボタン操作のみで使用できるという大きな利点がある．よって，検査効率性の面から言えば，大腸局在病変に対してはまず画像強調拡大観察を行い，それ単独では不十分であった場合にのみ色素拡大観察を追加するというストラテジーが成り立つ．

　JNET分類を使用する際，Type 1，2A，3は特異度の高い診断指標であるためNBI診断のみで治療方針の決定ができ，特にhigh confidence診断の場合には色素拡大観察の省略も許容される．ただし，Type 2B病変やType 2B以外でもlow confidence診断となった場合には，色素を用いたpit pattern診断などを追加して，より詳細な組織・深達度診断をすべきである（図1）．

表3 JNET分類と病理組織所見との関係

JNET分類	n, (%)	HP/SSP	TA	M	SM-s	SM-d
Type 1	122 (100)	119 (98)	3 (2)			
Type 2A	1,888 (100)	17 (1)	1,626 (86)	230 (12)	15 (1)	
Type 2B	799 (100)		297 (37)	340 (43)	67 (8)	95 (12)
Type 3	124 (100)			1 (1)	5 (4)	118 (95)
Total	2,933	136	1926	571	87	213

HP：過形成病変，SSP：sessile serrated polyp，TA：管状腺腫/管状絨毛腺腫，M：粘膜内癌，SM-s：SM軽度浸潤癌（＜1,000μm），SM-d：SM高度浸潤癌（≧1,000μm）

表4 JNET分類Type別診断能

JNET分類	感度, %(95% CI)	特異度, %(95% CI)	PPV, %(95% CI)	NPV, %(95% CI)	精度, %(95% CI)
Type 1	87.5(81.9-93.1)	99.9(99.8-100.0)	97.5(94.8-100.3)	99.4(99.1-99.7)	99.3(99.0-99.6)
Type 2A	74.3(72.6-76.0)	92.7(90.2-95.1)	98.3(97.7-98.9)	38.7(35.7-41.6)	77.1(75.5-78.6)
Type 2B	61.9(58.1-65.6)	82.8(81.2-84.3)	50.9(47.5-54.4)	88.2(86.9-89.6)	78.1(76.6-79.6)
Type 3	55.4(48.7-62.1)	99.8(99.6-100.0)	95.2(91.4-98.9)	96.6(95.9-97.3)	96.6(95.9-97.2)

JNET：Japan NBI Expert Team，CI：信頼区間，PPV：陽性的中率，NPV：陰性的中率

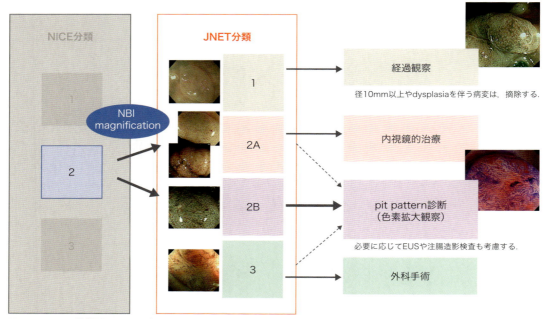

図1 JNET分類を用いた大腸腫瘍の診断治療ストラテジー
原則，Type 1の過形成/SSPは経過観察（ただし，内視鏡切除を必要とする病変もある），Type 2Aは内視鏡的治療，Type 3は外科手術の方針となる．Type 2B病変やType 2B以外でもlow confidence診断となった場合には，より詳細な組織・深達度診断のために色素拡大観察によるpit pattern診断を追加し，必要に応じてEUSや注腸造影検査を含め総合的に判断する

3 surface pattern診断のポイント

　まずは，電子内視鏡システムの構造強調設定を最適にする事が重要である．NBI観察では，**構造強調A8，色彩強調3**に設定する．構造強調設定が弱いとsurface patternは診断しにくくなる（図2）．NBI拡大観察におけるsurface pattern（pit様構造）は，「pit＋腺窩辺縁上皮」の構造に相当し，純粋なpit patternではないが，おおむねpit patternを反映したものと考えてよい．surface patternの診断においては，その構造の整/不整，配列の乱れなど構造異型の有無に着目する．

　JNET分類Type 1では，表面模様は周囲粘膜と同様で，しばしばpitの内腔がdark spotやwhite spotとして視認される．Type 2Aでは，規則正しい腺管構造を反映した整なsurface patternが，そしてType 2Bでは，不規則で構造異型のある腺管構造が不整または不明瞭なsurface patternとして観察される．T1b癌では，腺管が部分的あるいは完全に破壊されるため，Type 3では腺管構造が消失した無構造領域が特徴である（表2）．なお，NBI拡大観察の場合，構造強調をA8に設定すること，そして，surface patternを観察しようとする意識のもとフォーカスの合った鮮明な画像を得ることが必須である．

2021年 消化器内科医にオススメの好評書

一部書籍は、スマホで内容の立ち読みもできます。ぜひアクセスしてみてください!

大腸EMR・ESDの基本とコツ
エキスパートならではの治療手技・戦略を伝授

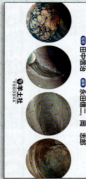

WEB動画

■監 田中信治
■編 永田信二, 岡 志郎

■定価9,900円(本体9,000円+税10%) ■B5判 ■319頁 ■ISBN 978-4-7581-10709

動画とともに具体的な手技のコツがじっくり学べる!

必要な機器・器具から治療戦略まで、内視鏡治療の基本手技をまるっと解説。若手内視鏡医から集めた[現場での疑問]も多数掲載し、[そこが知りたかった!]が解決できる!

大腸内視鏡診断の基本とコツ
診療現場で即戦力となる指南書!

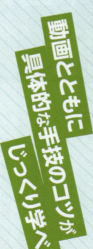

大腸

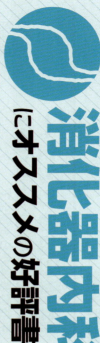

羊土社

消化器内科医 にオススメの好評書

胆膵EUSセミナー
CT・シェーマ・動画と合わせてわかる手技の基本から治療まで

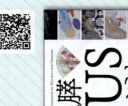

- 著 脇岡 範
- 定価9,900円（本体9,000円＋税10%）
- B5判 ■304頁
- ISBN 978-4-7581-1068-6

「何が見えているかわからない」の悩みに、EUSに加えシェーマやCTを用いてとことん解説。さらにWeb動画つきで、実際のスクリーニングの動きも学べる

胆膵内視鏡の診断・治療の基本手技 第3版

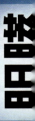

- 編 糸井隆夫
- 定価10,120円（本体9,200円＋税10%）

より上手く！より早く！
大圃流ESDセミナー

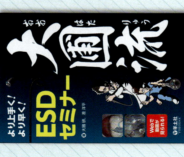

- 著 大圃 研、港 洋平
- 定価9,350円（本体8,500円＋税10%）
- B5判 ■223頁
- ISBN 978-4-7581-1061-7

「教科書通りにやってても上手くいかない」「施術時間が長時間に及ぶ」等の悩みを解決！カリスマ医師が手技の感覚的なコツをわかりやすい言葉で伝授！Web動画付き！

見えないものが観えてくる！
画像強調内視鏡の診断ロジック

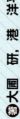

- 監 田尻久雄
- 編 斎藤 豊、炭山和毅
- 定価9,130円（本体8,300円＋税10%）

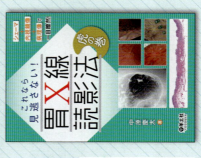

シェーマ+内視鏡像+病理像で一目瞭然！これなら見逃さない！
胃X線読影法 虎の巻

「輪郭→ひだ」といった基本ルールで、胃癌を見落とさない読影力が身につく！シェーマ・内視鏡像・病理像と併せて、X線画像の読み方がよくわかる！

- 著 中原慶太
- 定価6,600円（本体6,000円+税10%）
- B5判 ■309頁
- ISBN 978-4-7581-1058-7

胆膵内視鏡の定番書、待望の改訂版が登場！新しい技術やデバイスを盛り込み、内容を全面アップデート。初学者にもより腕を磨きたい医師にもお薦めの、現場で必携の1冊！

■ ISBN 978-4-7581-1064-8

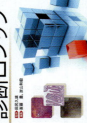

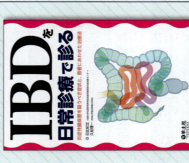

IBDを日常診療で診る
炎症性腸疾患を疑うべき症状と、患者にあわせた治療法

潰瘍性大腸炎とクローン病を疑うべき症状、薬の使い方、患者の日常生活の注意点など、診断と治療の進め方がよくわかる！

- 編 日比紀文、久松理一
- 定価5,500円（本体5,000円+税10%）
- B5判 ■256頁
- ISBN 978-4-7581-1060-0

画像から何を読み取るべきか、診断までの「ロジック」をフローチャートで図解した入門書！分類・用語の定義や良いviewの出し方など、キホンから実践まで学べる！

■ ISBN 978-4-7581-1062-4

羊土社 YODOSHA

〒101-0052　東京都千代田区神田小川町2-5-1　TEL 03(5282)1211　FAX 03(5282)1212
E-mail：eigyo@yodosha.co.jp　URL：www.yodosha.co.jp
※ご注文は最寄りの書店、または小社営業部まで

2021.3

エキスパートならではの見かた・着眼点で現場の疑問をすべて解決

■監 田中信治 ■編 永田信二，岡 志郎

大腸内視鏡診断の「そこが知りたかった」を解決！解剖から通常観察、IEEや病理までを網羅．さらに若手から集めた［現場での疑問］に対しQ&A形式で解説．

■定価8,800円（本体8,000円＋税10%）■B5判 ■231頁 ■ISBN 978-4-7581-1067-9

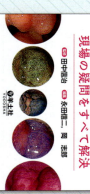

Dr.ヤンデルの臨床に役立つ消化管病理
臨床像・病理像の徹底対比で病変の本質を見抜く！

■著 市原 真

大腸と胃の病理像の見かた・考え方を軽妙な語り口でやさしく解説．マクロ所見を読みみ込み、内視鏡像と病理像を丁寧に対比することで病変の成り立ちや特徴がよくわかる．

■定価6,820円（本体6,200円＋税10%）■B5判 ■283頁 ■ISBN 978-4-7581-1069-3

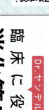
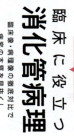
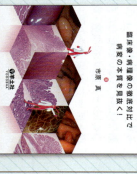

すべての臨床医が知っておきたい腸内細菌叢
基本知識から疾患研究、治療まで

■著 内藤裕二

進展する腸内細菌研究のエビデンスとポイントを解説！「疾患との関わりでわかっていることは？」「プロバイオティクスはどうなのか？」腸内細菌叢に興味がある方におススメ！

■定価4,730円（本体4,300円＋税10%）■A5判 ■334頁 ■ISBN 978-4-7581-2369-3

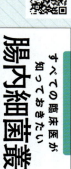
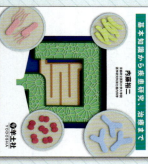

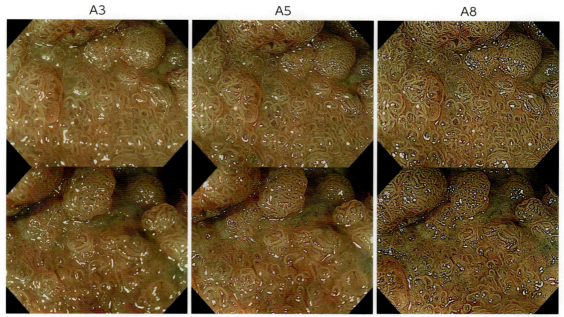

図2　NBI拡大観察の構造強調
上段が通常の光学ズーム．下段がdual focus機能使用時．
構造強調A8が最も表面微細構造の観察に適している．構造強調A3やA5のように設定が弱いと焦点が合った写真でもsurface patternの診断が難しくなる．
通常の光学ズーム機能でもdual focus機能でも，構造設定A8が最適である．構造設定が弱いとsurface pattern（表面模様）の評価が難しくなるので注意が必要である

4　vessel pattern診断のポイント

　　　vessel patternの診断では，その配列・分布・走行の規則性，口径不同・断裂・辺縁不整・scattering（断裂・断片化，バラバラになった状態）などの有無に着目する．JNET分類Type 1では微小血管が視認しにくく，ときに拡張・蛇行したpit様構造と関係のない血管VMV（varicose microvascular vessel）を認める．Type 2Aでは，pit様構造に伴走した太さ・分布がともに均一な微小血管を認める．Type 2Bの基本的所見は，太さが異なった，不規則な分布を示す微小血管が観察され，血管の断裂を認めることもある．Type 3は，血管の分布密度が疎となったavascular areaの存在，あるいは，血管の断裂・断片化やscatteringが特徴である．

5　WOSの定義と診断意義

　　　WOS（white opaque substance）とは，拡大内視鏡検査により視覚化される白色不透明物質のことで，その本体は「**上皮を含む腫瘍の表層部に集積した微小な脂肪滴**」であることが明らかになっている[6]．大腸の上皮性腫瘍における存在頻度は**40%**で，腫瘍径が大きい病変や近位側に頻度が高いとされる[9]．腺腫よりも癌に多くみられ，また，癌の深達度別にお

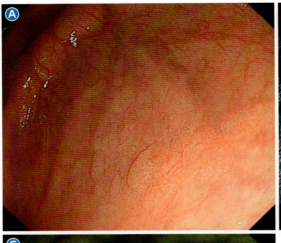
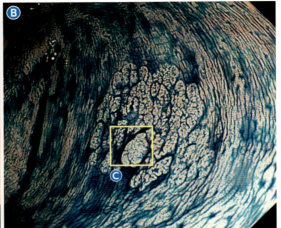
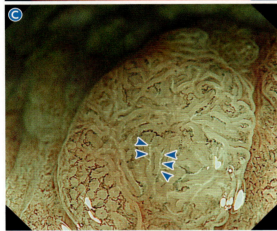

図3 WOSが存在する症例
Ⓐ）通常観察像：盲腸に径20 mmの扁平隆起型病変を認める
Ⓑ）インジゴカルミン撒布像：病変の境界および病変内部の隆起が明瞭化し，0-Ⅰs＋Ⅱaと診断できる
Ⓒ）NBI拡大観察像（隆起部）：不整な配列を示すpit様構造の辺縁に沿って，WOSを認める（▶）．微小血管は部分的にしか視認できず，太さは比較的均一だが分布は不規則である．JNET分類Type 2Bである

ける検討では，75.9％ vs. 59.0％とT1癌における出現頻度が有意差をもってTis癌より高いと報告されている[7]．窩間粘膜直下に局在するためsurface pattern（pit様構造）に連動した性状を呈し，腺腫においてはregular，癌においてirregularとされる（図3）．surface patternの不整度を間接的に示しているものと考えられる．胃に比べて大腸上皮性腫瘍におけるWOSについてはまだ未知の部分が多く，今後その病態や臨床的意義などさらなる検討が期待される．

Q2 surface patternとvessel patternの使い分けについて教えてください

A2 病変の形態によって使い分ける．一般に，ポリープにはsurface patternの方が有用であるが，個々の状況によっては確信度の高い方を用いる

　　JNET分類のvessel patternとsurface patternは，原則として，「and」ではなく「or」で診断することになっている．実際には，病変の形態によってどちらがより有用かは異なっている．平坦陥凹型腫瘍やLST-NGなど丈の低い腺管が密在している場合はsurface patternが視認しにくいことも多い（図4）．一方，絨毛様構造をもつ病変の場合にはvessel patternが複

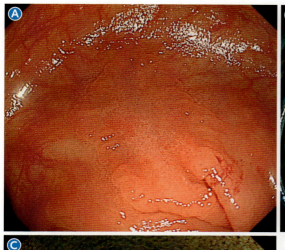
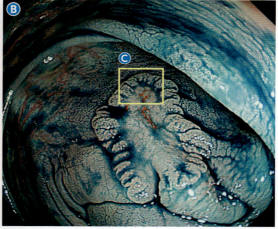
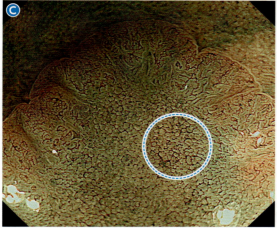

図4 vessel patternがより診断に有用な症例
Ⓐ）通常観察像：上行結腸に径20 mmの扁平隆起型病変を認める
Ⓑ）インジゴカルミン撒布像：陥凹面が明瞭化し，0-Ⅱc＋Ⅱaと診断できる
Ⓒ）NBI拡大観察像：陥凹面のsurface patternはwhite spots（ハニカム）様であるが視認しにくい．微小血管の太さはやや不均一で，不揃いなハニカム様を示しており（ ），JNET分類 Type 2B（low confidence）と診断する

雑で多彩な像を呈するためsurface patternの方が有用である（図5）．一般にポリープの診断にはsurface patternの方が有用である．

Q3 NBIとBLIでは診断能力が違うのでしょうか？

A3 拡大観察においては，診断能はNBIと同等である

BLIはsurface patternの描出が特に鮮明であるという特徴を有し，大腸病変に対する拡大観察診断能はNBIと同等であることが証明されている[8]．したがって，JNET分類は，NBI拡大内視鏡所見による分類ではあるが，BLI拡大内視鏡観察でもNBIと同様に使用可能であると考えてよい（図6）．

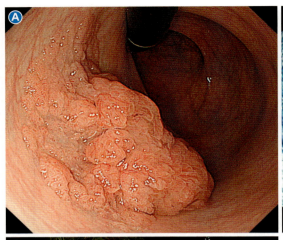
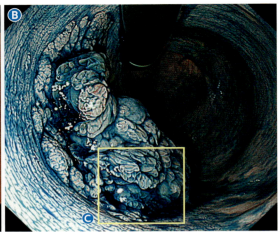
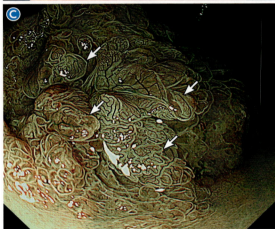

図5 surface patternが有用な症例

Ⓐ 通常観察像（反転像）：直腸Raに半周性のO-Is＋Ⅱa（LST-G，結節混在型）を認める

Ⓑ インジゴカルミン撒布像：粗大結節部は絨毛様構造を呈している

Ⓒ NBI拡大観察像（粗大結節部）：絨毛様構造のなかに辺縁のスムーズな微小血管が走行しており（胃で言うVEC patternに相当），vessel patternは比較的整である．しかし，絨毛様構造の辺縁はスムーズであるが，その形状が不均一なため（◁）JNET分類 Type 2Bと診断する

Q4 撮影条件ときれいな写真を撮るポイントは？

A4 画像強調設定を最適にし，病変の位置取り・正面視を意識する．拡大観察時には，オリエンテーションを見失わないようにメルクマールをうまく活用する

　まずは電子内視鏡システムの構造強調設定を最適にすることである．通常観察では，構造強調A7，色彩強調0に設定する．一方，NBI観察では，構造強調A8，色彩強調3に設定する．病変の粘液，付着物を丁寧に除去することは基本的なポイントである（図7，第4章-4Q1参照）．

　次に病変をなるべく画面中央に，そしてヒダで病変が隠れないような位置を探し，一画面で病変の最大面を把握できる位置取りを心がける．基本的に，病変は腸液が貯留する反対側に位置させることが重要である．

　拡大観察は，ズーム式拡大内視鏡を使用することが望ましい．ズーム式拡大内視鏡であれば，拡大率に応じて，ズームレバーでフォーカスを微調整することが可能である．大腸腫瘍は隆起型病変が多く，病変全体の拡大観察画像を同時に撮影することが困難なため，メルク

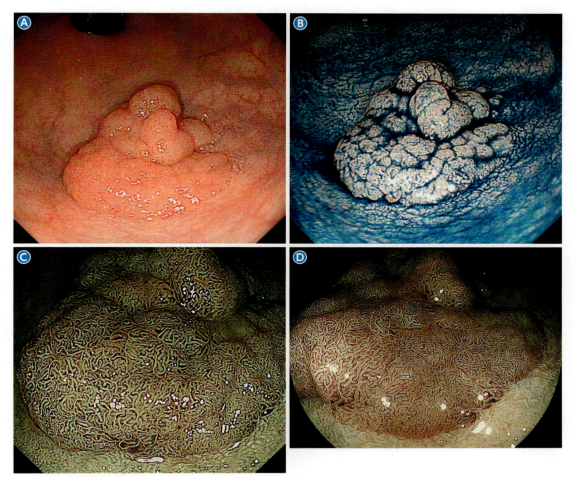

図6 NBIとBLIの比較
Ⓐ) 通常観察像：直腸Rbに径20 mm大の0-Ｉsを認める
Ⓑ) インジゴカルミン撒布像：病変表面の凹凸が明瞭化する
Ⓒ) NBI拡大観察像：不規則な配列・分岐を示すpit様構造と，それに伴走する太さが均一な微小血管を認める．JNET分類Type 2Bの所見である
Ⓓ) BLI拡大観察像：surface pattern，vessel patternともに明瞭に観察され，NBI拡大観察とほぼ同様の所見が得られる

マールとなる所見をうまく活用し，オリエンテーションをつけながら関心領域別に必要な画像を撮影することが重要である（図8）．関心領域が正面視できない場合は，ノントラウマティックチューブ（第2章-1参照）を用いてダウンアングルで病変の手前を押さえて関心領域を正面にもってくるなどの工夫を駆使する．

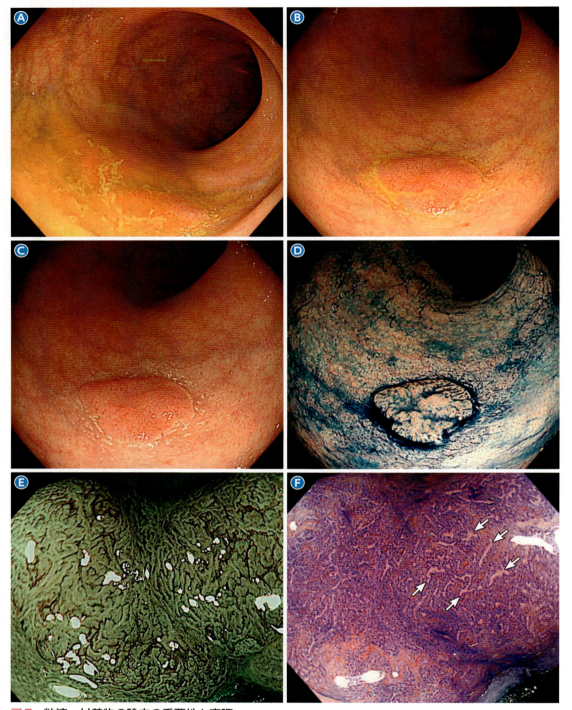

図7 粘液，付着物の除去の重要性と実際

ⒶⒷⒸ）通常観察像：直腸 Rb に径 10 mm 大の 0-Ⅱa を認める．体位変換し，病変に腸液がかぶらない状況で病変を洗浄する（Ⓐ→Ⓒ）

Ⓓ）インジゴカルミン撒布像：病変表面の凹凸不整が明瞭化する

Ⓔ）NBI 拡大観察像：病変やや中央寄りでは，陥凹しているために pit 様構造はやや視認しにくい．不整な分布を示す微小血管から，surface pattern を間接的に観察できる

Ⓕ）クリスタルバイオレット染色拡大観察像：病変中心部では，不規則な分岐を示す形状の異なる pit がまばらに存在する．V₁ 型高度不整 pit pattern と診断する

《ポイント》腸液が病変にかからない体位，丁寧な水洗による粘液の除去は精査を円滑に行うための必要条件である．また，関心領域を正面視することは，正確な内視鏡診断において大切である

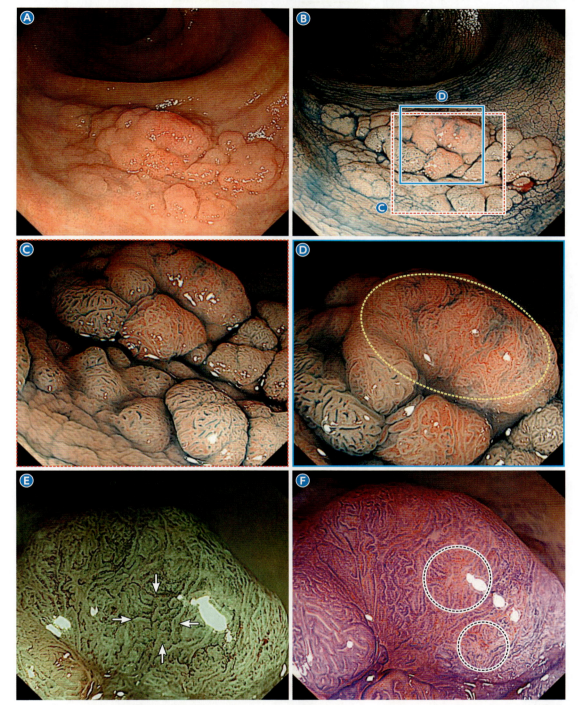

図8 大きな病変の表面微細構造観察のポイント（オリエンテーションをつけながら，徐々に倍率を上げる）

Ⓐ) 通常観察像：直腸Rbに径35 mm大の0-Ⅰs＋Ⅱa（LST-G，結節混在型）を認める．病変中央の粗大結節は，粗造で発赤調である

Ⓑ) インジゴカルミン撒布像：病変の境界と個々の顆粒・結節が明瞭化する

Ⓒ) インジゴカルミン撒布弱拡大像：扁平隆起部では，整った管状のpitを認める

Ⓓ) インジゴカルミン撒布中拡大像：粗大結節部では，不整な腺管構造を認める

Ⓔ) NBI拡大観察像：surface patternは，不整の強い配列を呈し，pit様構造の辺縁は不整でギザついている．pit様構造が消失しかかっている領域もある（⇨）．vessel patternは，不整の強い微小血管が不規則に分布し，一部断片化している．JNET分類 Type 2Bの所見である

Ⓕ) クリスタルバイオレット染色拡大観察像：結節部全体で，構造・配列の不整なpitを認める．大部分はpitの辺縁が明瞭・平滑であるが，一部pitの辺縁が不整かつ不明瞭で，stromal areaの染色性が低下した領域を認める（◌）．Ⅴɪ型高度不整pit patternの所見である

《ポイント》メルクマールを決め，オリエンテーションをつけながら弱拡大で各部位を観察する．弱拡大観察で表面構造の不整な領域を認めたら，徐々に倍率を上げながらより詳細に表面構造を評価する．

文献

1) Hewett DG, et al：Validation of a simple classification system for endoscopic diagnosis of small colorectal polyps using narrow-band imaging. Gastroenterology, 143：599-607. e1, 2012
2) Hayashi N, et al：Endoscopic prediction of deep submucosal invasive carcinoma：validation of the narrow-band imaging international colorectal endoscopic (NICE) classification. Gastrointest Endosc, 78：625-632, 2013
3) Sano Y, et al：Narrow-band imaging (NBI) magnifying endoscopic classification of colorectal tumors proposed by the Japan NBI Expert Team. Dig Endosc, 28：526-533, 2016
4) Sumimoto K, et al：Clinical impact and characteristics of the narrow-band imaging magnifying endoscopic classification of colorectal tumors proposed by the Japan NBI Expert Team. Gastrointest Endosc, 85：816-821, 2017
5) Chiu HM, et al：A prospective comparative study of narrow-band imaging, chromoendoscopy, and conventional colonoscopy in the diagnosis of colorectal neoplasia. Gut, 56：373-379, 2007
6) 八尾建史，他：拡大内視鏡により視覚化される白色不透明物質．胃と腸，51：711-726，2016
7) Hisabe T, et al：White opaque substance visualized using magnifying endoscopy with narrow-band imaging in colorectal epithelial neoplasms. Dig Dis Sci, 59：2544-2549, 2014
8) Yoshida N, et al：The ability of a novel blue laser imaging system for the diagnosis of invasion depth of colorectal neoplasms. J Gastroenterol, 49：73-80, 2014

第5章 画像強調拡大内視鏡診断

② 腫瘍・非腫瘍の鑑別

平田大善，佐野 寧

1 腫瘍・非腫瘍の鑑別能・診断精度

　大腸内視鏡診断において，過形成性ポリープなどの切除不要な非腫瘍性病変と切除の必要な腫瘍性病変を正確に鑑別することは臨床的に非常に重要である．過形成性ポリープを腺腫と誤診し切除すると無用な偶発症のリスクを増やすことになり，腺腫を過形成性ポリープと診断し放置すると発癌につながる可能性もある．しかし，実際の現場では腫瘍・非腫瘍の鑑別はときに困難であり，熟練者でも誤りうる．内視鏡医は内視鏡診断がどの程度の信頼性をもつのか，その鑑別能について知っておくべきである．

　かつて通常観察のみによる大腸内視鏡での腫瘍/非腫瘍の診断精度は59〜84％と報告され，通常観察による内視鏡診断には限界があった．その後，拡大色素観察による pit pattern 診断が工藤らにより提唱され，より精度の高い腫瘍/非腫瘍診断が可能となった．これは腫瘍・非腫瘍の鑑別にも有用であり，感度86.8％，特異度99.2％，正診率98.7％と報告されている．また拡大NBI観察を用いた腫瘍・非腫瘍の鑑別能も，感度99.8％，特異度87.5％，正診率99.0％と非常に高い診断能が報告されている[1]．そのため，腫瘍・非腫瘍の鑑別には，色素内視鏡や拡大NBI観察などの画像強調内視鏡を用いることが推奨されている．

2 大腸の腫瘍性病変・非腫瘍性病変

　腫瘍・非腫瘍を鑑別するためには，大腸の腫瘍性病変・非腫瘍性病変にどのような病変が含まれるかを熟知し，そしてその特徴を把握しておく必要がある．

1）腫瘍性病変

　まず，**腫瘍性病変とは腺癌・腺腫**のことであり，非腫瘍性病変との鑑別で**問題となるのは主に腺腫**である．腺腫には管状腺腫・絨毛状腺腫・鋸歯状腺腫が含まれる．頻度は管状腺腫が最多であるが，絨毛状腺腫は管状腺腫より癌の合併率が高く，注意を要する．また鋸歯状腺腫はほかの鋸歯状病変（過形成ポリープやSSA/P）と併存することがある．ただ一括りに腺腫と考えるのではなく，それぞれの特徴を学び，理解したうえで日常の内視鏡検査にとり組むとより深く診断できるようになるだろう．

2）非腫瘍性病変

　次に，非腫瘍性病変には過形成性ポリープ・若年性ポリープ（図1）・Peutz-Jeghers型ポ

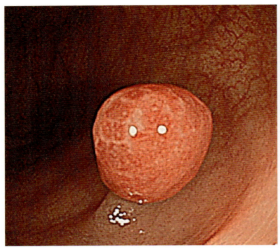

図1　若年性ポリープ

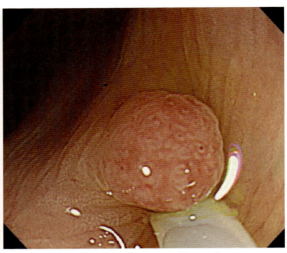

図2　孤発性Peutz-Jeghers型ポリープ

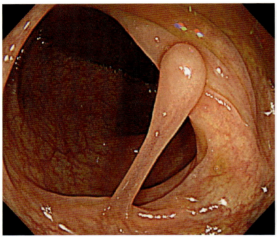

図3　CMSEP

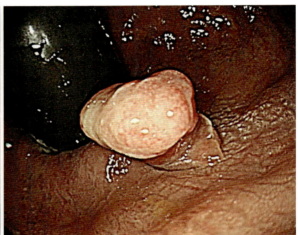

図4　肛門ポリープ

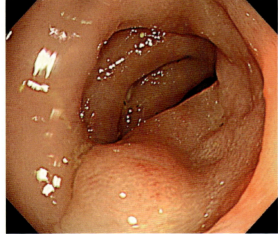

図5　憩室関連ポリープ

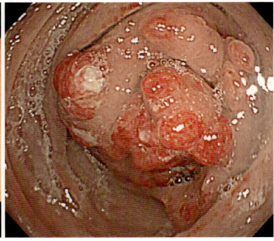

図6　S状結腸に若年性ポリープを多発した症例

リープ（図2）・炎症性ポリープがある．これらのポリープは基本的に良性かつ非腫瘍性病変と考えられているが，Peutz-Jeghers型ポリープは孤発性であっても癌合併例も報告されており，注意が必要である．これ以外にもCMSEP（colonic muco-submucosal elongated polyp）・肛門ポリープ・憩室関連ポリープなどもあり（図3〜5），初学者はアトラスなどでその特徴を一読してほしい．

また非腫瘍性病変が多発している場合は，消化管ポリポーシス（Cronkhite-Canada症候群・若年性ポリポーシス・Cowden病・Peutz-Jeghers症候群・Hyperplastic/serratedポリポーシス・Capポリポーシスなど）の可能性がある（図6）．**Capポリポーシス以外のポリポーシスは高率に大腸癌を合併する**ため，非腫瘍性のポリープといえど多発した際はこれらの疾患を慎重に考慮する必要がある．

3 拡大NBI観察での腫瘍・非腫瘍の鑑別

JNET分類での腫瘍・非腫瘍の鑑別診断は，**JNET分類Type 1とType 2Aの鑑別**となる．**腫瘍性病変**には管状腺腫・管状絨毛腺腫・絨毛腺腫があるが，これらは**Type 2A**の所見を呈する．

管状腺腫・管状絨毛腺腫では，規則的で整った網目状・らせん状の血管構造や管状・樹枝状の表面構造がみられることが多く，絨毛腺腫では絨毛状や乳頭状の表面構造がみられることが多い．絨毛状腺腫ではときに血管の著名な増生（昭和分類でのdense pattern）がみられることもある．これに対し，非腫瘍性病変で最も多い過形成ポリープでは規則的な腺管開口部がみられ，明らかな血管構造はみられない．

なおJNET分類を用いた腫瘍・非腫瘍の鑑別能については，先述の通り，非常に高い診断能が報告されている．

Ⓐ通常観察　　　　　　　　　　Ⓑ拡大NBI観察

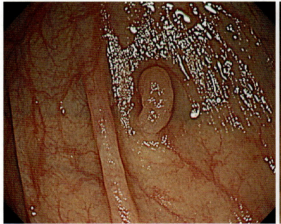
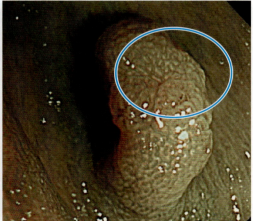

図7　病変A

Q1 微小病変における JNET 分類 Type1 と 2A の鑑別ポイントは？

A1-1 surface pattern はさまざまな角度から確認しよう

病変A（図7）は横行結腸にみられた径5mm大の0-Ipである．拡大NBI観察でvessel patternは目立たずCMSEPのようにもみえるが，一部に楕円形の腺管開口部を認め，管状腺腫と診断された．

Ⓐ通常観察　　　　　　　　　　　　　　Ⓑ拡大NBI観察

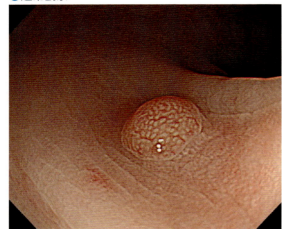 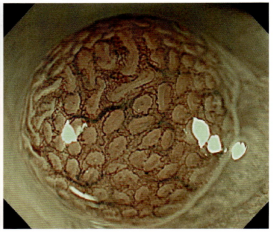

図8　病変B

Ⓐ通常観察　　　　　　　　　　　　　　Ⓑ拡大NBI観察

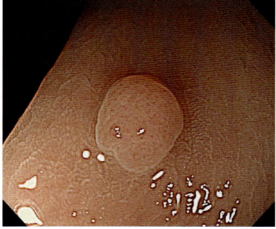 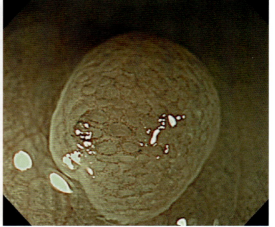

図9　病変C

拡大NBI観察でsurface patternを評価するときは，観察時の角度や光量・空気量によって腺管開口部の見えやすさが変わるため，病変全体をさまざまな角度から観察するとよい．

A1-2 vessel patternは腺管開口部を囲む血管構造をよく観察しよう．

病変B・C（図8，9）ともにS状結腸にみられた径3mm大のO-Ⅱa病変であり，病変Bでは腺管開口部周囲をとり巻く血管がらせん状に走行し，複数の血管から網目状構造が形成されている様子がみられる．それに比し，病変Cでは微小血管がわずかに見えるのみで網目状の構造はみられない．病理診断で，病変Bは管状腺腫・病変Cは過形成性ポリープであった．拡大NBI観察でvessel patternを評価する際は，腺管開口部を囲む血管構造に着目するとよい．

Q2 JNET分類Type 1と2Aの鑑別が困難な症例の鑑別ポイントは？

A2 内視鏡診断を過信せず腫瘍性病変を見逃さない

病変D（図10）はS状結腸にみられた径3mm大発赤調のO-Ⅰs病変である．腺管間被覆上皮がうっ血しているが，腺管開口部周囲をとり巻く血管は目立たず，網目状構造もみられない．腺管開口部はおおむね星芒状であり，まずはType 1の診断で，若年性ポリープを疑った．しかし，一部に腺管開口部が管状な部分も見られ（図10 ➡），Type 2A，すなわち管状腺腫の可能性が否定できないと判断し，ポリペクトミーを実施した．病理では若年性ポリープと診断され，結果的には非腫瘍性病変であったが，これらのポリープはときに腺腫成分を合併することも報告されている．鑑別が困難な際は内視鏡診断を過信せず，生検や内視鏡治療での病理学的診断を積極的に検討すべきである．腫瘍・非腫瘍の鑑別はときに非常に難しく，熟練者でも誤りうる．自身の内視鏡診断に強い確信がもてない場合は，腫瘍性病変である可能性を考慮して対応してほしい．

Ⓐ 通常観察　　　　　　　　　Ⓑ 拡大NBI観察

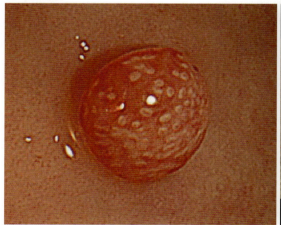
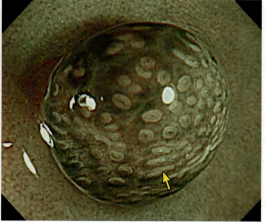

図10　病変D

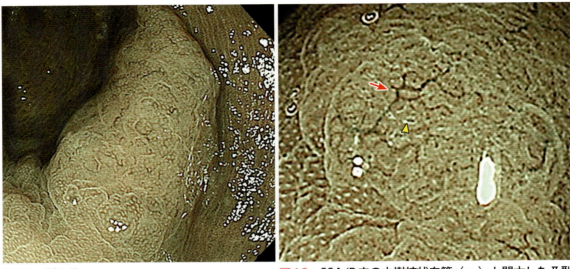

図11　SSA/P

図12　SSA/P内の小樹枝状血管（→）と開大したⅡ型pit（▷）

4　SSA/Pの扱いと鑑別

　近年注目されているSSA/Pはserrated pathwayから発癌ポテンシャルをもつ鋸歯状病変として知られるが，腫瘍性病変として扱うべきか否かという点においては，現状ではコンセンサスが得られていない．ただし細胞異型（cytological dysplasia）を伴うSSA/Pについては腫瘍性病変として扱うべきである．

　内視鏡観察でSSA/Pは，粘液の付着したやや不明瞭な褪色調の平坦型病変として認識されることが多い．拡大観察では小樹枝状血管（dilated branched vessel）や開大したⅡ型pitがみられることがある（図11, 12）．これらの内視鏡所見はSSA/Pに特徴的とされるが，その鑑別能は十分でなく，SSA/Pの内視鏡診断基準はいまだ確立していない．また，JNET分類では**SSA/PはJNET分類Type 1に該当**し，当院でもSSA/Pの約90％はJNET分類Type 1と診断されている．JNET分類Type 1病変でのSSA/Pの頻度は，径5 mm以下で0.7％だが，径6〜9 mmでは29.0％，径10 mm以上では70％と病変の大きさによって増加することがわかっており，SSA/Pが細胞異型を伴う割合も，径5 mm以下で0％，径6〜9 mmで6.0％，径10 mm以上で13.6％と病変の大きさによって増加すると報告されている．SSA/Pと過形成性ポリープの鑑別は容易ではないが，病変の大きさは鑑別ポイントとして有用である．

　なお，SSA/Pの取り扱い・診断基準については，病理診断が複数の病理医間で異なり，内視鏡診断に対する真の正診率が得られないという懸念もあるため，今後も慎重に議論していく必要がある．

文献

1) Sumimoto K, et al：Clinical impact and characteristics of the narrow-band imaging magnifying endoscopic classification of colorectal tumors proposed by the Japan NBI Expert Team. Gastrointest Endosc, 85：816-821, 2017

第5章 画像強調拡大内視鏡診断

3 深達度診断

坂本 琢, 齋藤 豊

はじめに

本稿ではJNET分類に関して, 班会議（国立がん研究センター研究開発費　齋藤豊班「革新的な内視鏡診断・治療法の創出に資する開発研究および大規模コホート研究のための基礎基盤」）での実際の議論をもとに, 分類カテゴリーの原則と境界病変における読影の実際について提示する[1, 2].

1 Type 2Aと2Bの鑑別のポイント

Type 2A は腺腫〜低異型度癌, Type 2B は高異型度癌が原則である. Type 2A は日常診療においては最も遭遇することの多い所見であり, vessel pattern であればほぼ均一な血管径が**規則的な網目模様**を呈する病変である（図1 Ⓐ）. 一方で, Type 2B は, 上記の**網目模様が崩れてきて, 血管径も大小不同**がみられるものである. 血管径の大小不同は, おおむね太い血管の径が細いものと比較して2倍程度の差があるものとしている. 同時に surface pattern でも不規則性を認識できるものが該当する（図1 Ⓒ）.

両者の線引きには, 血管径が2倍近くに太くなっているものの存在や規則的な網目模様を推定すらできないものがType 2B とされ, 可視可能な血管像から規則的なvessel pattern が推測されるようなものはType 2A と判断されている印象である. そのようなケースでは, surface pattern の規則性を評価する方がわかりやすい（図2）.

Q1 Type 2A と Type 2B に区別する意義は？

A1 内視鏡治療の適応の有無だけでなく, ESD施行の根拠にもなる

拡大観察を用いることの意義は, 外科治療と内視鏡治療の棲み分けのみでなく, 内視鏡治療方法（ESDの適応）の判断根拠となる. Type 2B病変は高異型度癌に相当するため, 一定頻度でのSM浸潤の可能性を考慮する必要があり, ESDによる一括切除が必要である. それに対し, 典型的なType 2A のみからなる病変は腺腫と診断される可能性が高いため, 分割EMRも許容されうる病変と判断できる. 既存のNICE分類[3]との違いを海外へ周知していく点でも重要な点であると考えられる.

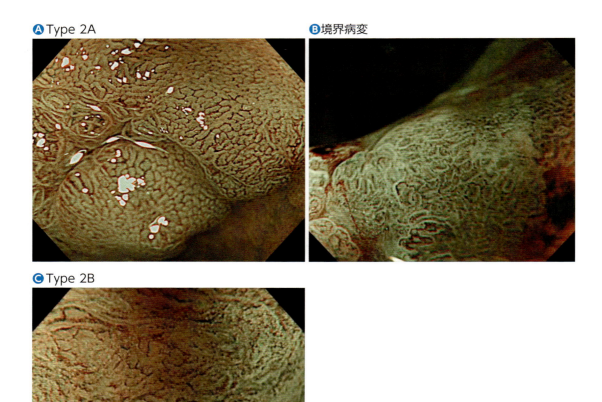

図1 JNET分類Type 2A，2Bおよびその境界病変

2 Type 2Bと3の鑑別のポイント

　Type 3はT1b癌の指標である．Type 2Bは前述のようにvessel pattern，surface patternともに「不規則」がキーワードとなっている．Type 3は，それまで評価していた血管について，血管密度が顕著に減少する．vessel patternとして認識できない（無血管野）としかいえないような所見を呈する場合や，surface patternでpit様構造を読むことが難しく，pit pattern診断でV$_N$型に相当するような病変が典型的である（図3 ⓒ）．典型例に関しては，判断はさほど難しくないのかもしれないが，Type 2BとType 3の境界病変については，その線引きをするのが今もって意見が割れることがある．例えば，図3 ⓑで提示した画像は実際に両者の判断で意見が割れた症例である．焦点のあっている中心部（○）だけに注目すると，判断に悩むところではある．一方で，中心部から外れた部分については，血管密度をみると中心部よりも高くみえる．同部をType 2Bの範疇とすれば，それよりも一段明らかに血管密

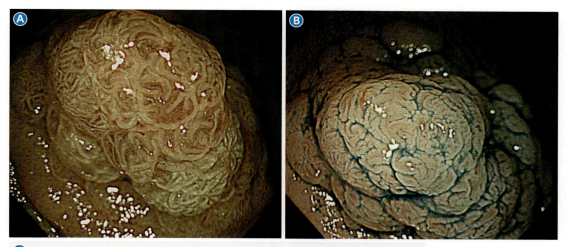
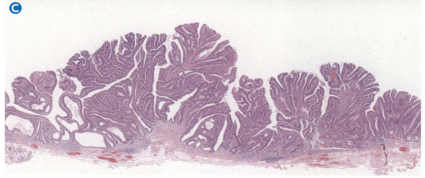

図2 surface patternが有用なケース

隆起部に注目するとvessel patternは認識が難しい（Ⓐ）．一方，インジゴカルミン撒布像（Ⓑ）と比較してみるとpit patternを推測可能なsurface patternを明確に確認できる

度やsurface patternの不整が中心部で高いと判断でき，中心部の分類カテゴリーはType 3と判断されうる．

　これらの鑑別を考える際は，それぞれに相当する組織学的な相違を理解しておく必要がある．Type 2Bは，高異型度癌からなる粘膜内病変からT1b癌まで含まれ，深達度診断においては色素拡大観察によるpit pattern診断を追加することが望ましい病変である．すなわち，T1癌であっても，**粘膜病変の組織構築が比較的保たれている**ような病変がそれに属することが多い．一方，Type 3の典型例は色素拡大を追加せずともT1b癌の可能性が非常に高い病変である．組織学的には，粘膜病変としての**組織構築が消失し，T1癌部が病変表面に露出している**ような病変がそれに該当する．このような病変はpit pattern診断では不整pitによる領域性の有無をもって，invasive/non-invasive patternとして最終判断している[4, 5]．すなわち，T1b癌とType 3を相関させるのであれば，現状の診断基準のみでは不十分で，**領域性を加味する必要がある**のだろう．領域性の必要性については班会議でも賛同が得られており，JNET分類をアップデートする際に新たに加えられる可能性がある．

Ⓐ Type 2B　　　　　　　　　　　Ⓑ 境界病変

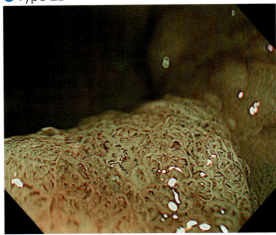
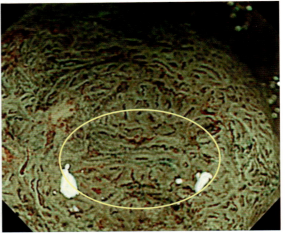

Ⓒ Type 3

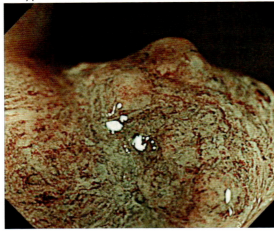

図3　JNET 分類 Type 2B, 3 およびその境界病変

　また，JNET 分類作成時に検討された Type 3 の副次的所見として，「血管間開大（図4Ⓐ○）」「腫瘍内の太く蛇行した異常血管（図4Ⓐ▶）」があげられており，これらの T1b 癌に対する診断精度も再評価していく予定である（図4）.

 Q2 Type 3 はどのくらいの領域があれば有意とするのですか？

A2 現状では5mm程度の領域と仮定義されている

　領域性は現状では pit pattern における invasive/non-invasive pattern の診断根拠にもとづき，「5 mm 程度の不整な vessel pattern あるいは surface pattern をもって周囲と境界される領域」と仮定義している．

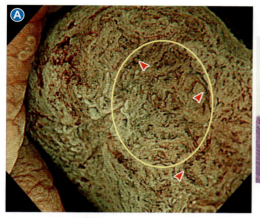
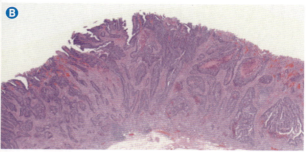

図4 JNET分類 Type 3における副次所見

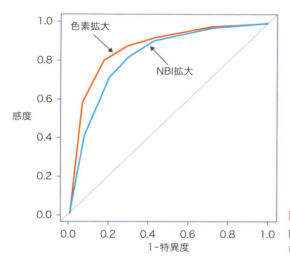

図5 pit patternとNBI拡大の深達度診断能比較
NBI拡大よりもpit pattern診断の方が深達度診断能が優れている[5].

3 深達度診断能の違い

　NBI拡大とクリスタルバイオレット染色によるpit pattern観察で，どのように深達度診断能に違いがあるのかを理解しておくとよい．

　直接的に両者の診断能を比較した試験は少なかったため，われわれは静止画像読影試験により両者を比較した結果，**pit pattern診断が有意に高い**ことが証明された（図5）[5]．すなわち深達度診断においては，NBI拡大よりもpit pattern診断を最終判断根拠とすべきと考え，NBI拡大はpit pattern観察を有する病変であるか否かの**判断基準**とするのが現在のストラテジーとしている．この診断精度の差は，診断学確立の歴史の差があり，診断確信度が1つの要因と考えられる．また，診断精度に関する臨床研究の結果をみると，特異度（内視鏡治療対象病変がcTis-T1aと判断する割合）には両者で大きな差はなく，感度（外科治療対象病変がcT1bと判断する割合）に差異があるようである．すなわち，pit pattern診断を加えるこ

とにより，外科治療対象病変に対し，内視鏡治療してしまう頻度が少なくなるといえる．しかしながら，今後，NBI拡大における領域性を加味してType 3を判断していくことになれば，NBI拡大が劣っていた感度がpit pattern診断に近づく可能性がある．

4 JNET分類に関する研究の今後

　JNET分類は，NBI拡大で視認される所見の個々の診断カテゴリーにおける病理組織像を対象とした診断精度を計ることにより作成されたものである．次に，所見分類として確認すべきなのは，分類の信頼性（診断の一致）である．信頼性が高い分類となれば，より普遍性の高い有用な分類として理解されるため，これを確認するための新たな読影試験が国内で行われる予定である．また，海外でのJNET分類の普及もめざし，欧州消化器内視鏡学会と日本消化器内視鏡学会の共同研究も企画されている．国際試験については，まず欧州の医師におけるJNET分類を用いた際の診断能を探索的に検討し，さらに教育用ツールとして作成されたe-learningコンテンツの有用性について評価していく予定である．

文献

1) Sano Y, et al：Narrow-band imaging (NBI) magnifying endoscopic classification of colorectal tumors proposed by the Japan NBI Expert Team. Dig Endosc, 28：526-533, 2016
2) Japan NBI Expert Team (JNET)：Validation study for development of the Japan NBI Expert Team classification of colorectal lesions. Dig Endosc, 30：642-651, 2018
3) Hewett DG, et al：Validation of a simple classification system for endoscopic diagnosis of small colorectal polyps using narrow-band imaging. Gastroenterology, 143：599-607. e1, 2012
4) Matsuda T, et al：Efficacy of the invasive/non-invasive pattern by magnifying chromoendoscopy to estimate the depth of invasion of early colorectal neoplasms. Am J Gastroenterol, 103：2700-2706, 2008
5) Sakamoto T, et al：Comparison of the diagnostic performance between magnifying chromoendoscopy and magnifying narrow-band imaging for superficial colorectal neoplasms：an online survey. Gastrointest Endosc, 87：1318-1323, 2018

第5章 画像強調拡大内視鏡診断

4 素朴な疑問 Q&A

吉田直久, 井上 健

Q1 NBI/BLI 拡大観察所見を習得するコツは？（図1）

A1 初学者はまず surface pattern から理解するとよい

① NBI

　NBI を用いた大腸腫瘍拡大診断のための JNET 分類は，surface pattern および vessel pattern の両所見の診断が必要である（第5章-1参照）[1]．NBI 拡大観察所見を習得するコツとして，筆者らは「初学者は pit pattern 分類に似た surface pattern の所見から理解する」ことがより早い習得につながると考えそのように指導している．すなわち JNET 分類における腫瘍性病変を示す Type 2A，2B，3 の surface pattern を pit pattern と対比すると，Type 2A は III_L，III_S，IV型 pit 様構造，Type 2B は V_I pit 様構造，Type 3 は V_N pit 様構造を示す．つまり Type 2A を整，Type 2B を不整，Type 3 を破壊パターンとして考えると覚えやすい．そして surface pattern を習得したうえで，おのおののパターンに対する vessel pattern を対応させるとよい．

　また NBI 拡大観察と pit pattern の対応をより早くに習熟するために，初学者では典型的な所見を示す低異型度腺腫，Tis 癌，T1b 癌などの症例で NBI 観察後にインジゴカルミン撒布 pit pattern 観察を行った後に再度 NBI モードとし，pit pattern 観察部位の surface pattern や vessel pattern の対応を確認するとよい（図2）．

　病変内で種々の JNET 分類のパターンが混在する病変は稀ならず存在し，通常観察を頼りに病変全体を観察し最も病変の特徴を示す箇所の観察を漏れなく行うことが重要である（図3）．実臨床においては white opaque substance（WOS，第5章-1参照）などの影響で surface

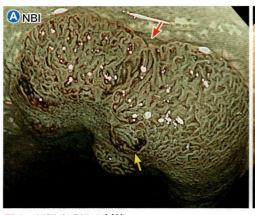
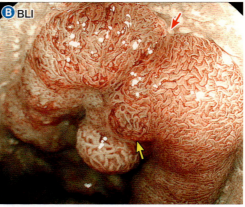

図1　NBI と BLI の対比
0-IIa＋IIc，20 mm，S状結腸，T1aの同部位のNBI・BLI拡大像を提示する．両モードとも画面左側は不整なパターンを示すが右側は整なパターンを示す．

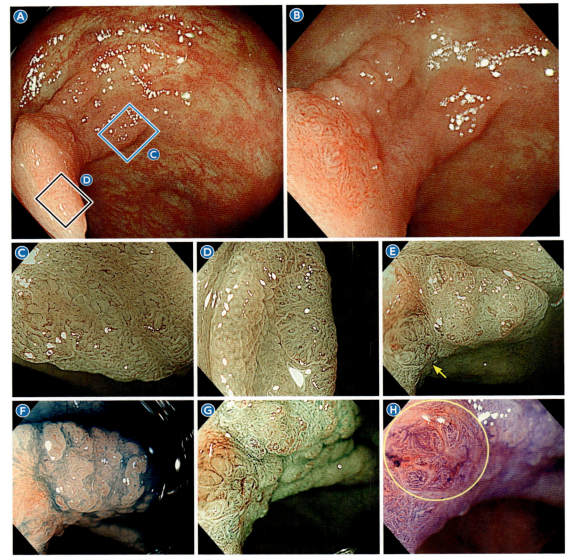

図2　NBI拡大観察の習得へのコツ（症例1）

- Ⓐ）横行結腸，0-Ⅱa，径25 mm，T1b癌
- Ⓑ）病変内の発赤の強い浅い陥凹
- Ⓒ）surface patternは不整多角形を示す．vessel patternは口径不同を有し不均一なパターンを示しJNET分類Type 2Bと診断（Ⓐ□）
- Ⓓ）Ⓒと同様にsurface patternおよびvessel patternとも不整を示す（Ⓐ□）
- Ⓔ）発赤陥凹部（Ⓑ）の拡大NBI像．⇨部でsurface patternは不明瞭化しvessel patternは太い血管が出現しJNET分類Type 3と診断
- Ⓕ）Ⓔ部のインジゴカルミン撒布像
- Ⓖ）インジゴカルミン撒布後のNBI像でもJNET分類Type 3と診断してpit patternとの対応を行う
- Ⓗ）クリスタルバイオレット撒布像にて高度不整pitを認めるがその密度は低く無構造（Ⓞ）と診断

patternの評価が困難なもの，逆に血管所見に乏しい病変なども存在するためsurface patternおよびvessel pattern双方の理解が必要である．

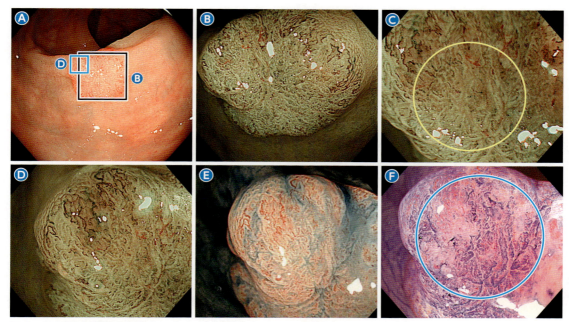

図3　NBI拡大観察の習得へのコツ（症例2）
Ⓐ）直腸Rb，径14 mm，0-Ⅱa＋Ⅱc T1b癌
Ⓑ）NBI近接像
Ⓒ）陥凹部の拡大にてsurface patternは不明瞭化から一部無構造となり，vessel patternも無血管野および太い血管の途絶を示しJNET分類 Type 3と診断．白い模様のような所見（◯）があるが無構造とは腺管密度の低下した所見であり，浸潤癌が表層に出ていてもこの程度の構造の残存はあることが多い
Ⓓ）周囲の隆起部および陥凹部のNBI像．陥凹部の無構造所見および周囲の正常粘膜の粘膜下からの腫瘍の圧排による血管のうっ血が認められる
Ⓔ）Ⓓのインジゴカルミン撒布像にてNBIとの対応を確認する
Ⓕ）クリスタルバイオレット撒布像にて無構造と診断．インジゴカルミンでは構造が残存しているかのように見えた箇所も染色性は悪く無構造（◯）と診断される

② BLI

　レーザー光を使用した狭帯域光観察であるBLIにおいても，やや画像の色味やsurface patternやvessel patternの見え方は異なるものの，NBIと同様に所見をとらえることができ，JNET分類の使用によりその正診率はNBIと変わらないので診断に問題ないと考えられる[2]．

Q2　隆起型病変と表面型病変で所見に違いはありますか？

A2　T1b癌では表面型病変でSM浸潤所見が見られやすい

　SSA/Pや腺腫，Tis癌の診断においては，隆起型および表面型でNBI拡大所見に違いはない．しかしながらSM高度浸潤を疑う病変の鑑別においては隆起型と表面型を加味することが重要である．

　概して表面型病変はSM深部への浸潤の影響が腫瘍表面に出やすいとされる．一方で隆起型病変では表面構造を保ちながらSM深部へ浸潤することも少なくなく，このような病変で

はJNET分類Type 3の所見が認められない．また表面型病変でもそのような病変は存在し，このような場合では通常観察の所見が一層重要となる．通常観察の所見としては正常粘膜の立ち上がり，緊満感，ヒダ集中，深い陥凹があげられ，これらの1つでも所見があれば正診率70〜80％でT1b病変であることが報告されている[3]．

　隆起型と表面型のNBI拡大観察の全体的な診断能についてはほぼ同等と考えられるが，表面型では隆起型に比してpit pattern診断と一致率がやや高い傾向が報告されている[4]．一方で，表面型ではNBIにて不整なパターンをきたした病変の43％の病変が腺腫であり，隆起型ではその頻度は24％であったとも報告されており，やや深読みとなる症例もあるため注意が必要である．

　BLIにおいては肉眼径や腫瘍サイズと正診率の検討が行われているが，隆起型では径20 mm未満は正診率95.1％に比して径20 mm以上で83.3％（$p = 0.03$）であり，表面型では82.9％に比して70.0％（$p = 0.09$）となっており，全体として腫瘍径の大きい病変や表面型でやや診断能が低い傾向にある[5]．

Q3 NBI/BLI/LCIは病変の拾い上げ診断に有用ですか？

A3 NBI/BLI/LCIを使用することで，見逃し率が改善し，拾い上げ診断に有用といえる

　大腸の通常観察による病変の見逃しは20％強に上るとされている．前処置，蠕動，および半月ヒダなどの影響により病変が検出できないことがあげられるが，腫瘍が周囲の正常粘膜と色調の差が少なく低い視認性のため発見しにくい病変も存在している．

　以前よりNBIを用いて病変の視認性を向上させ病変の見逃し率が改善しないかについて国内外で種々の研究がなされてきたが，NBIにて画面が暗くなることが課題となりcontroversialな結果となっていた．しかし，2012年にEVIS LUCERA ELITEシステムによる次世代のNBIが登場し，明るさおよび解像度が格段に向上したことにより本邦の多施設共同のランダム化比較試験にて全大腸の観察に用いて通常観察に比して有意にポリープの発見率が向上することが報告されている[6]．またわれわれの検討でもELITEシステムを用いることで従来のシステムであるEVIS LUCERA SPECTRUMに比してポリープの視認性が増すことを動画を用いた研究で証明している．また同様の動画を用いた検討でBLIによる観察においてもポリープの視認性が増すことを報告している[7]．さらに本邦多施設共同のランダム化比較試験でもポリープ発見率が通常観察に比して有意に向上することが報告されている[8]．しかしながらNBIおよびBLIともに残液が赤くなり，さらに画面も暗くなるため前処置不良例では使用困難となる．われわれは残液の問題を解決しNBIのポリープ視認性の向上を生かすため，右側結腸の通常観察を行い残液を吸引した後に同部をNBIで30秒間のみ2度目の観察を行うことで2度目の通常観察に比して有意にポリープ見逃しの減少効果があることを証明しており，実臨床で使用している（図4）[9]．また残液や画面の暗さを解決するもう1つの策としてはレーザー内視鏡やLED内視鏡（富士フイルム）によるLCIが注目されている．同モードでは前処置不良例においても残液は赤くならず概して腫瘍性病変は赤色調となりポリープの視認性が高まる（図5）．すでにいくつかの臨床研究でSSA/Pや腫瘍性病変の大腸病変の視認性が有意に向上することが報告されており，ルーチン検査での使用に期待がもたれる．

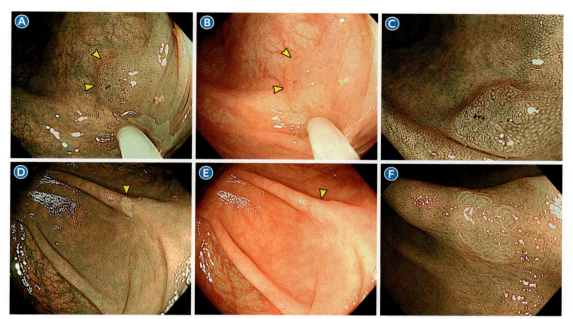

図4　NBIによるポリープ視認性の向上

Ⓐ）右側結腸（盲腸および上行結腸）の通常観察を2分程度施行後に再度盲腸まで挿入し同部のNBI追加30秒間観察で小ポリープ．径3mm，low grade adenomaの見逃しポリープを発見．NBIでは視認性は良好
Ⓑ）通常観察では周囲とほぼ同色調で視認性は低かった
Ⓒ）拡大観察を行い，JNET分類Type 2Aと診断
Ⓓ）上行結腸のSSA/P，径3mm．NBIにて褪色調の病変であり瘢痕に接しており治療後再発病変と診断
Ⓔ）通常観察では白色調を示すもやや視認性は低い
Ⓕ）NBI拡大観察で拡張腺管を認める

Q4 NBI観察における構造強調や色彩強調の適切な設定は？

A4 構造強調A8，色彩強調3が望ましい

　オリンパスの内視鏡装置では構造強調はAモード0〜8，Bモード0〜8の18通り，色彩強調は0〜7の8通りとなっている．JNET分類のvalidation studyにおいては，構造強調A8，色彩強調3が使用されている．設定の違いにより画像が大きく変化し，特にsurface patternは弱い構造強調設定ではその視認性が悪くなるため適切な設定での評価が肝要である（図6 Ⓐ〜Ⓒ）．出荷時は下部スコープに対しては自動で色彩は下部モードである強調3となるため，構造強調のみ内視鏡システムのキーボード操作により適切な設定への変更（出荷時はA5）が必要である．

　また同様に通常観察も種々の構造強調設定や色彩強調設定があり，上下部観察で適宜調整することが望ましい．われわれの検討では大腸は背景粘膜に炎症がないためやや強調設定をあげた構造強調A5，色彩強調3の設定が種々の設定のなかで最も大腸病変の視認性を向上しており日常臨床で用いている[10]（図6 Ⓓ〜Ⓕ）．

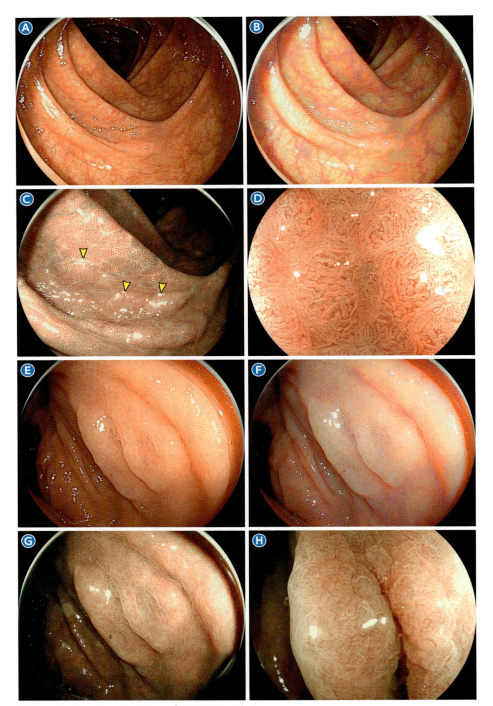

図5　BLI/LCIによるポリープの視認性の向上

Ⓐ）上行結腸径25 mm，Tis癌
Ⓑ）LCIにて明るい視野となり病変の一部が発赤調となり視認性が向上
Ⓒ）BLI近接像にて腫瘍（▷）境界が明瞭となる
Ⓓ）中央部のBLI拡大観察で不整を示しJNET分類Type 2Bと診断
Ⓔ）横行結腸の径15 mm，0-Ⅱa，SSA/P
Ⓕ）LCIにて視野は明るく病変はより白色調となり視認性が向上
Ⓖ）BLIにて病変はより白色調となり視認性が向上
Ⓗ）BLI拡大にて拡張腺管および拡張血管を認める

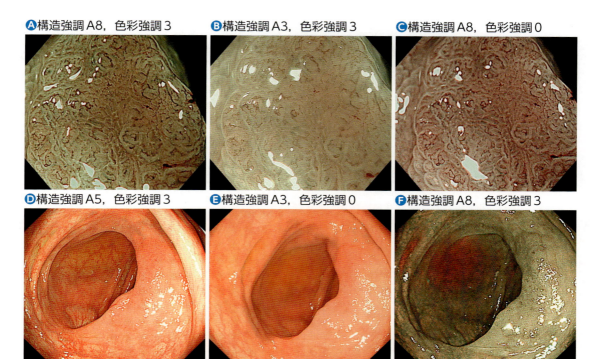

図6　NBIや白色光観察における構造強調および色彩強調設定

ⓐ）NBIにて不整所見の拡大観察．構造強調A8，色彩強調3

ⓑ）ⓐと同部の構造強調A3，色彩強調3による観察．surface patternは不明瞭でありvessel patternは細く淡く描出され不明瞭

ⓒ）ⓐと同部の構造強調A8，色彩強調0による観察．色合いが異なり画面全体が暗くなりsurface patternがやや見づらい

ⓓ）下行結腸の径20 mm，0-Ⅱa，Tis癌．構造強調A5，色彩強調3による観察

ⓔ）構造強調A3，色彩強調0による観察．やや病変の視認性は低い

ⓕ）NBIによる観察．構造強調A8，色彩強調3にて視認性は良好

文献

1) Japan NBI Expert Team (JNET)：Validation study for development of the Japan NBI Expert Team classification of colorectal lesions. Dig Endosc, 30：642-651, 2018
2) Yoshida N, et al：The ability of a novel blue laser imaging system for the diagnosis of invasion depth of colorectal neoplasms. J Gastroenterol, 49：73-80, 2014
3) 鶴田　修，他：【早期大腸癌の深達度診断にEUSと拡大内視鏡は必要か】早期大腸癌深達度診断における拡大内視鏡と超音波内視鏡の役割．胃と腸，36：791-799，2001
4) Hayashi N, et al：Relationship between narrow-band imaging magnifying observation and pit pattern diagnosis in colorectal tumors. Digestion, 87：53-58, 2013
5) Yoshida N, et al：Ability of a novel blue laser imaging system for the diagnosis of colorectal polyps. Dig Endosc, 26：250-258, 2014
6) Horimatsu T, et al：Next-generation narrow band imaging system for colonic polyp detection：a prospective multicenter randomized trial. Int J Colorectal Dis, 30：947-954, 2015
7) Yoshida N, et al：Improvement in the visibility of colorectal polyps by using blue laser imaging (with video). Gastrointest Endosc, 82：542-549, 2015
8) Ikematsu H, et al：Detectability of colorectal neoplastic lesions using a novel endoscopic system with blue laser imaging：a multicenter randomized controlled trial. Gastrointest Endosc, 86：386-394, 2017
9) Yoshida N, et al：An Additional 30-s Observation of the Right-Sided Colon with Narrow Band Imaging Decreases Missed Polyps：A Pilot Study. Dig Dis Sci, 63：3457-3464, 2018
10) Yoshida N, et al：High Enhancement Settings for White Light Observation Improves Colorectal Polyp Visibility in Color Difference Value and an Endoscopist's Visibility. Digestion：1-9, 2018

第6章 超音波内視鏡診断

1 基礎知識

清水誠治

1 層構造の見え方

　EUSによる大腸壁層構造は高周波数の機種を用いれば最大11層に分離されるとされるが[1]，恒常的に観察できる5層構造を基本にするのが実際的である[2]．内腔側から奇数番は高エコー，偶数番は低エコーの層である（図1）．組織との対比では第1，2層は境界エコーおよび粘膜層（M）に，第3層はほぼ粘膜下層（SM）に，第4層は固有筋層（MP）に，第5層は漿膜下層（SS）および漿膜（S）または外膜に相当する（表1）．なお第4層内には線状高エコー（内輪筋外縦筋間の結合織に相当）がしばしば描出される．粘膜筋板（MM）に関しては，汎用されている20 MHz細径プローブでは距離分解能の観点から恒常的な描出は期待できない．

2 EUSが役立つ症例

　大腸においてEUSが有用と考えられる疾患としては，**大腸癌**，**SMT/非上皮性腫瘍**があげられる．

1）大腸癌

　癌は正常壁の低エコーと高エコーの中間的なレベルで描出され，浸潤するにつれて壁層構

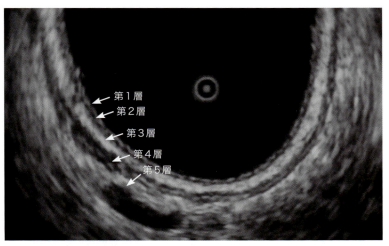

図1　正常大腸壁層構造

造を破壊するため、その程度によって深達度を推定することが可能である（図2）．特にEUSが役立つのは治療方針を決定する際の**早期大腸癌の深達度診断**においてである．われわれはEUSによる大腸T1癌の浸潤度を3段階で評価している．

- sm1：癌のSM浸潤距離が1,000μmまで
- sm3：MP近傍までの浸潤
- sm2：sm1とsm3の中間

　この分類ではsm1は内視鏡治療で根治できる病変，sm2は内視鏡治療で切除可能な病変，sm3は内視鏡治療を行ってはいけない病変に対応する．深達度診断を行う際に，MMを基準線にできれば理想的であるが実際は難しい．また，SM浸潤距離の計測は，浸潤が軽度の場合には可能であるが，高度浸潤では基準線を設定することが困難である．そのため，深達度はEUS像のパターンに基づいて診断せざるを得ない[3]（図3）．現在では，通常観察でかなり深達度診断が可能であるが，診断に迷う場合にはEUSが役に立つ．うまく描出できれば浸潤距離の計測が可能であり，浸潤様式や組織像もある程度推定できる．

　また，潰瘍性大腸炎関連大腸癌は通常の癌と異なり，存在診断自体が困難な場合があるが，SM以深に浸潤した潰瘍性大腸炎関連大腸癌の描出にも，EUSは有用な手段である[4]．

2）SMT/非上皮性腫瘍

　EUSは腫瘍のエコー性状と壁層構造における局在を描出することができ，**質的診断および内視鏡治療の適応決定において有用**である[5]．エコーレベルの表現は評価者により異なるが，

表1　EUSで描出される大腸壁膜構造

	組織との対比	見え方
第1層	境界	高エコー
第2層	粘膜層（M）	低エコー
第3層	粘膜下層（SM）	高エコー
第4層	固有筋層（MP）	低エコー※
第5層	漿膜下層（SS）および漿膜（S）または外膜	高エコー

※ 内輪筋外縦筋間の結合織によって，線状高エコーが描出されることがある

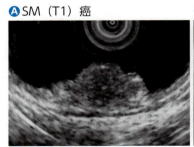

Ⓐ SM（T1）癌　　Ⓑ MP（T2）癌　　Ⓒ SS（T3）癌

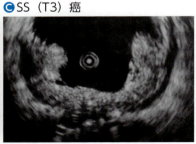

図2　大腸癌のEUS像

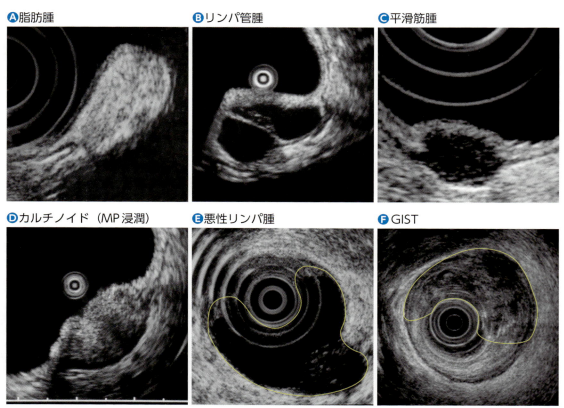

図3 早期大腸癌における形態・浸潤度別にみたEUS像のパターン
文献3より引用

図4 代表的なSMTのEUS像
Ⓐ脂肪腫 Ⓑリンパ管腫 Ⓒ平滑筋腫 Ⓓカルチノイド（MP浸潤） Ⓔ悪性リンパ腫 ⒻGIST

表2　SMT/非上皮性腫瘍のEUS所見

疾患名	局在	EUS所見
神経鞘腫	第3層〜	低〜比較的低エコー，囊胞を伴えば無エコー
顆粒細胞腫	第（2〜）3層	低〜比較的低エコー/不均一に高エコーが混在しモザイク状
神経線維腫	第3層	低エコー腫瘤，境界不明瞭
GIST	第4層と連続	低エコー，大きな病変では高エコーや無エコーを伴い不均一
血管腫	第3層	高〜比較的高エコーと点状・斑状の低エコーが混在
グロムス腫瘍	第3層	比較的低エコー/高〜低エコーまで様々なエコーが混在
リンパ管腫	第3層	多房性囊胞（内腔は無エコー，中隔は高エコー）
良性リンパ濾胞性ポリープ	第3層	低〜比較的低エコー
悪性リンパ腫	第2層〜，様々	低エコー，大型の病変では内部エコーが不均一/濾胞性リンパ腫ではエコーレベルが高め
カルチノイド	第2，3層〜	低〜比較的低エコー
迷入膵	第3〜4層	比較的低エコー腫瘤，内部に点状ないし短線状高エコーが散在，境界不明瞭
腸管子宮内膜症	全層性	低エコー腫瘤で内部に斑状高エコーが多発
hamartomatous inverted polyp	第2〜3層	比較的高エコー，内部に無〜低エコー領域
tailgut cyst	第4層以深	多房性囊胞が描出されているが，囊胞内腔は低エコー
奇形腫	第3層〜	比較的高エコーの病変内部に高低エコーが斑状に分布し不均一な内部エコー
虫垂粘液囊腫	第3層〜	囊胞，内腔は低〜比較的低エコー
悪性黒色腫	様々	比較的低エコー/比較的低エコーと比較的高エコーが不均一に混在
大腸癌（原発性）	様々	比較的低エコー
転移性大腸癌	様々	比較的低エコー
腸管囊腫様気腫症	第3層，第5層	第3層浅層の高エコー線条と音響陰影

われわれはSMと同等の高エコー，SMよりもやや低い比較的高エコー，MPよりやや高い比較的低エコー，MPと同等の低エコー，および水と同等の無エコーの5段階に分けている．また内部エコーが均一であるか不均一であるかについても観察する必要がある．代表的な疾患のEUSを提示するとともに（図4），各種SMTの鑑別の要点を表2に示す．

Q 細径プローブと専用機の違いと使い分けは？

A 厚み10 mm以上の病変では専用機を用いることが望ましい

　大腸におけるEUSには主に20 MHzの超音波細径プローブが用いられ，鉗子孔から挿入することで簡便に実施できる．しかし径10 mm以上の厚みのある病変では超音波減衰をきたすことが多い．一方，超音波内視鏡専用機は画質が良好で，厚みのある病変や深部の描出にも優れている．しかし現在下部消化管用の専用機は市販されておらず，上部消化管用で代用せざるを得ない．そのため，深部挿入には適さず，対象はほぼ直腸病変に限定される．

■ 文献

1）山中恒夫：コンセンサス・ミーティング I：EUS 壁構造の解釈．Gastroenterol Endosc, 43：1091-1092, 2001
2）相部　剛：超音波内視鏡による消化管壁の層構造に関する基礎的，臨床的研究（2）食道壁，大腸壁の層構造について．Gastroenterol Endosc, 26：1465-1473, 1984
3）清水誠治，他：sm 浸潤度細分類に基づく早期大腸癌の EUS 深達度診断．胃と腸，29：1271-1278, 1994
4）清水誠治，他：colitic cancer/dysplasia の画像診断 超音波内視鏡を中心に．胃と腸，43：1325-1334, 2008
5）清水誠治，他：下部消化管非上皮性腫瘍の EUS 診断 そのほかの粘膜下腫瘍を含めて．胃と腸，47：515-525, 2012

第6章 超音波内視鏡診断

2 深達度診断

斉藤裕輔，小林　裕

はじめに

近年の表面型大腸腫瘍発見の増加[1]とEMR[2]，ESD[3]の普及，さらには早期大腸癌に対する内視鏡治療根治基準の確立[4]により早期大腸癌に対する術前の深達度診断がより重要となっている．深達度診断に有用な検査として，注腸X線検査，通常内視鏡検査，拡大内視鏡検査などがあるが，超音波内視鏡：Endoscopic ultrasonography（以下EUS），高周波超音波細径プローブ：high-frequency ultrasound probe（以下HFUP）[5]はこれらの検査とは異なり，病変の病理割面像に近い断層像が得られ，その画像に客観性を有するという点でほかにはない利点をもつ検査法である．

本稿では大腸上皮性腫瘍の診断における超音波細径プローブ検査の適応，検査手技，病変描出のコツ，診断成績について示す．また描出困難例に対して良好な画像を得るためのテクニックについても解説する．

1 EUSの種類

EUSは大腸でも**EUS専用機**と鉗子孔から挿入可能な**HFUP**の大きく2種類に分けられる．

1）専用機

EUS専用機は先端の硬性部がやや長く，通常の大腸内視鏡と比べて深部への挿入が困難であり，スクリーニング検査として用いるには適さない．しかし高画質であり，**直腸の病変評価**では用いられる可能性がある．

2）HFUP（図1）

鉗子孔挿入型のHFUPは通常の大腸内視鏡検査中に**病変の発見と同時に検査可能**であり，内視鏡直視下でスキャン部位の確認も可能なことから，専用機と比べると大腸のどの部位においても容易に施行可能である．消化管の超音波画像を簡便に得るにはEUSよりもHFUPが有利であり，特にこれから大腸のEUSをはじめる内視鏡医にはHFUPが推奨される．

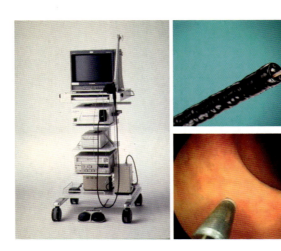

図1　HFUP

2　HFUPの適応

　　EUSは，病変の病理割面像に近い断層像が得られるという点で注腸X線検査や大腸内視鏡検査など，他にはない利点をもつ検査法である．適応はすべての大腸疾患であるが，一般に炎症性腸疾患に比較して**腫瘍性病変**において診断的役割は大きい．さらに，**SMTを含む非上皮性腫瘍**では深達度，性状診断，治療法決定においてきわめて有用である．**大腸早期癌の深達度診断**もHFUPのよい適応であり，「大腸癌治療ガイドライン 医師用2019年版」[4]においては，術前にTis癌，またはT1a癌と診断した早期癌については内視鏡切除が推奨され，T1b癌に対して外科手術が推奨されている．したがって**臨床的にはTis癌およびT1a癌とT1b癌を術前に正確に鑑別することが重要**となり，HFUPはその鑑別に有用な検査法である[5]．

　　また，「大腸ポリープ診療ガイドライン2014年版」においても，EUSによる早期大腸癌の深達度診断法は弱く推奨されている．

3　HFUPの検査手技

1）脱気水充満法

　　通常HFUPを用いて大腸壁の断層像を得るためにはインターフェイスとして脱気水，または微温湯の存在が必要である（脱気水充満法）．胃や食道では脱気水が必須であるが，大腸では**水道水の微温湯**で充分である．

　　一般的には直腸からS状結腸の遠位大腸では150〜200 mLくらい，と水の必要量は少なく，横行結腸から上行結腸の深部大腸では300 mL以上の大量の水を必要とする．微温湯の注入は気泡が混入しないようゆっくりと行うのがコツである．

2）HFUPで良好に病変を描出するコツ

　　HFUP検査で良好な画像が得られない例が10％程度存在するが，その原因と対策について以下に記載する．

Q1 うまく水を溜めるコツについて教えてください

A1 腸管蠕動抑制剤を使用する/はじめに水を多めに注入する

水浸下で病変を走査するためには腸管蠕動を抑える必要があり，抗コリン薬やグルカゴンの投与，またはペパーミントオイルの注入が重要であり，また，はじめに多めの水を注入し，水を吸引しながら検査を進めることが重要である．

Q2 強い屈曲部近傍に位置する病変やハウストラ上・裏側に位置する病変の描出のコツを教えてください

A2 体位変換や水の量の調節，鉗子などを用いた圧迫が有用

体位変換や水の量の調節のほかに，2チャンネルスコープが使用可能な施設であれば，もう一方の鉗子孔から把持鉗子などを挿入して，ハウストラを抑え込んでの検査が有用である．

Q3 内視鏡で病変が真正面に観察され，HFUPで病変をスキャンすることが困難な場合のコツを教えてください

A3 この対策も A2 と同様である

これらの工夫を行っても，HFUP検査には限界があることを念頭に置いたうえで検査を行うことが重要である．

3）その他，良好な画像を得るコツ

① 内視鏡画像ではなく超音波画像を見ながらスキャンする

内視鏡操作により病変と超音波プローブとの間に適切な距離を保ちながらゆっくりとくまなくスキャンすることが重要であるが，この際，内視鏡画面は見ずに超音波画面を見ながらスキャンすることが良好な画像を得るためのコツと考える．またスキャン前に内視鏡であらかじめ高度浸潤の可能性が高い場所に目星をつけ，その場所を重点的にスキャンすることも正診率向上に重要と考える（図2）．

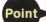
Point　内視鏡画像を見ながらスキャンを行うと超音波画像に集中できずに上達が妨げられる．はじめは超音波画像上の上下左右の動きが内視鏡操作と逆になり混乱することもあるが，検査数が増えるにつれてすぐに対応可能となる．超音波画像を見ながらのスキャンが重要である．

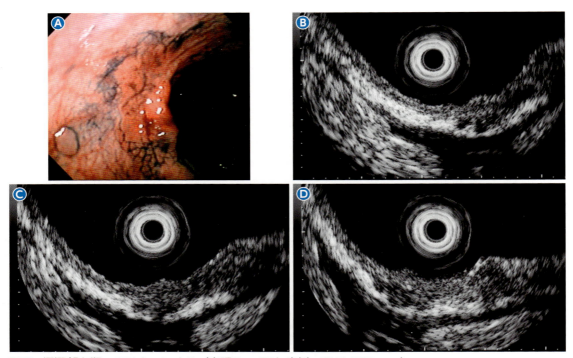

図2　浸潤部を狙ってスキャンする（直腸 Ra；T1b 癌例；SM1,500 μm）
内視鏡で浸潤部の目星をつけ（Ⓐ），浸潤部に向かって周囲からゆっくりとスキャンを開始し（Ⓑ，Ⓒ），浸潤部を重点的にスキャンする（Ⓓ）

② 押し当てスキャンを試みる

　　隆起型病変では，深部減衰により浸潤先進部の描出が困難な場合が生じる．その際に，プローブを病変頂部や病変基部に押し当ててスキャンすることで，浸潤最深部の描出が可能となる場合がある．ただし，本走査により出血をきたす場合があるため，押し当てスキャンは**内視鏡観察後に行うことが望ましい**（図3）．

③ はじめに注入する微温湯の量を多くする

　　あらかじめ注入する微温湯の量を多くしておくことで多少の蠕動が生じても水が残存する．また，水を吸引しながら病変をスキャンすることで大腸壁の過伸展が予防され，壁構造が明瞭化して良好な画像が得られやすい（図4）．

4）深部減衰の克服とリンパ節転移の描出

　　20 MHz の HFUP では高周波のため空間分解能はよいが，丈の高い病変では深部減衰のため深達度診断が困難なことが多い．われわれは，**病変高が 6 mm 未満の病変では HFUP を，病変高が 6 mm 以上の比較的丈の高い隆起型病変では 12 MHz 以下の低周波プローブを用い**るようにしている（図5）．また，20 MHz のプローブでは良好なスキャンが可能な範囲は約 2 cm と狭いため，壁外のリンパ節転移の診断には適さないことが多い．HFUP で T1b 癌と診断した病変で**リンパ節転移の有無**を確認する必要がある際には 12 MHz または 7.5 MHz のプローブの併用が推奨される．

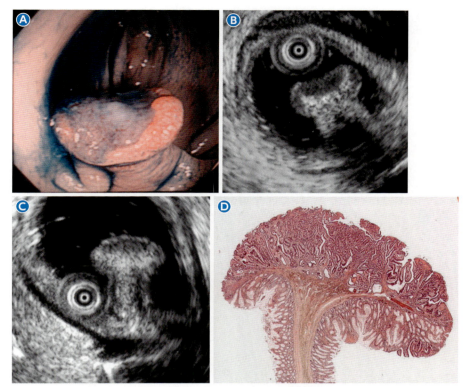

図3 頂部や基部からの押し当てスキャンを行う（S状結腸；径12 mm, 0-Ip, T1a癌）

隆起型病変では病変頂部や基部への押し当てスキャンを行うことで，深達度正診可能となる場合がある〔S状結腸の径12 mm, 0-Ip, T1a癌（SM 900 μm）〕
Ⓐ内視鏡像，Ⓑ頂部からのスキャン，Ⓒ基部からのスキャン，Ⓓ病理組織像

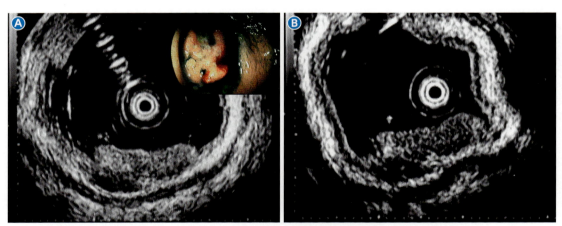

図4 腸管内の水を吸引しながらスキャンする（直腸Rb；T1b癌例；SM 6,000 μm）

はじめに水を多めに溜めてスキャンを開始する（Ⓐ）．水を吸引しながらスキャンすることで壁構造にやや厚みが生まれ，明瞭化することで良好な画像が得られやすい（Ⓑ）

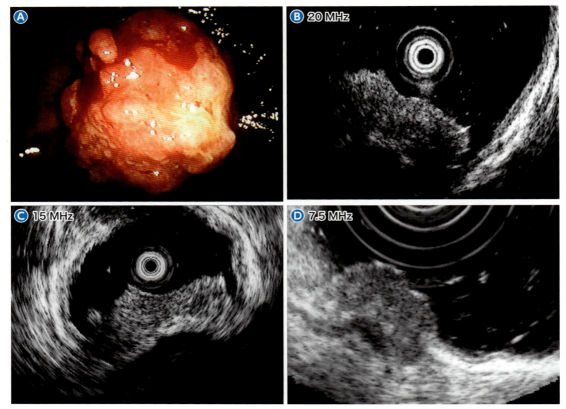

図5　0-Ⅰs；直腸Ra，径22 mm，T1b癌（SM 5,000 μm）

直腸Raの径22 mmの0-Ⅰs型T1b癌（SM 5,000 μm）．
病変高は8 mmと高く（Ⓐ），20 MHzでは深部減衰により診断は困難である（Ⓑ）．15 MHzでは最深部が描出されているが不十分である（Ⓒ）．7.5 MHzを用いると最深部は描出され，T1b癌との診断が可能であり（Ⓓ），病変の高さに応じて低周波プローブの使い分けが必要である

4　正常大腸壁のHFUP像

　20 MHzのHFUPを用いると正常大腸壁構造は最大9層構造として描出され，1〜3層が粘膜層（M），第4層のstring low echo層が粘膜筋板（MM），第5層の高エコー層が粘膜下層（SM），第6から8層までが固有筋層（MP）であり，第6層の内輪筋層と第8層の外縦筋層の間に第7層のstring high echo層として固有筋層間エコー（境界エコーに相当する）が描出される．第9層の高エコー層が漿膜（外膜）下層SS以深層に相当する（図6）[5]．MMの描出率は，プローブにSP-701（富士フイルム社）を用いると46.5％程度（87/187）で病変直下，または病変周囲の正常粘膜で描出される．しかし，MMが描出されなくても第5層のSMへの浸潤の診断は十分に可能である．

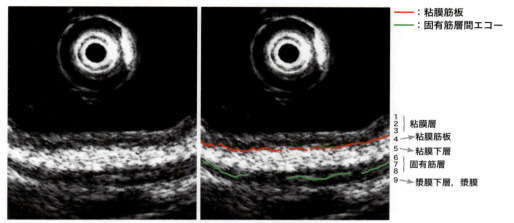

図6　HFUPで描出される正常大腸の壁構造（SP-701；20 MHz）

9層構造として描出され，管腔側から第1，2，3層は粘膜層，第4層のstring low echo層（━）は粘膜筋板，第5層は粘膜下層，第6層は内輪筋層，第7層のstring high echo層は固有筋層間エコー（━），第9層は漿膜下層以下に相当する

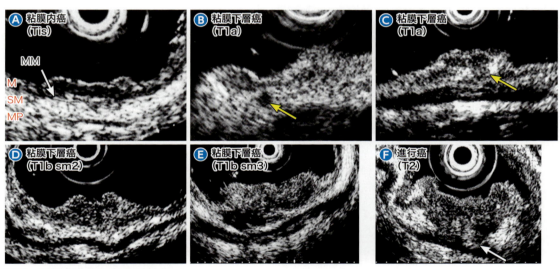

図7　各深達度におけるEUS像

5 早期大腸癌のHFUP像

　図7に各深達度ごとのHFUP像を示す．腺腫，Tis癌では低エコーの腫瘍は粘膜内に限局しており，病変直下にMMが描出される場合がある（図7Ⓐ）．T1a癌では，低エコー腫瘍がSMにわずかに浸潤している（図7Ⓑ，Ⓒ➡）．表面型癌ではSMに癌浸潤を伴わないリンパ濾胞が描出され，誤診の原因となったり，リンパ濾胞に癌浸潤が伴う場合もあり，それらの鑑別は困難なことも多いので注意が必要である．T1b（従来の相対分類sm2）癌では，

表1 HFUPによる大腸癌の深達度診断
（全病変 274病変）

病理診断＼HFUP診断	Tis・Tia	T1b
Tis・Tia	108	15
T1b	48	103

正診率：77.0%（211/274）

深達度別正診率
Tis・T1a：69.2%（108/156）vs T1b：87.3%（103/118）：p＜0.01（χ二乗検定）

表2 HFUPによる肉眼型別の深達度正診率

Ⓐ 隆起型　123病変

病理診断＼HFUP診断	Tis, Tia	T1b
Tis, Tia	36	10
T1b	27	50

正診率：69.4%（86/123）

Ⓑ 表面型　151病変

病理診断＼HFUP診断	Tis, Tia	T1b
Tis, Tia	72	5
T1b	21	53

正診率：82.8%（125/151）

p＜0.05（χ二乗検定）

隆起型
Tis・T1a：57.1%（36/63）── T1b：83.3%（50/60）
　　p＜0.05（χ二乗検定）

表面型
Tis・T1a：77.4%（72/93）── T1b：91.4%（53/58）
　　p＜0.05（χ二乗検定）

P＜0.05（χ二乗検定）

低エコーの腫瘍が中等量SMに浸潤している（図7Ⓓ）．T1b（従来の相対分類sm3）癌では，低エコー腫瘍がSMに大量に浸潤しているが，MPはintactである（図7Ⓔ）．参考にT2（MP）癌では，第5層のSMは断裂し，第6〜8層のMPまで低エコーの腫瘍が浸潤している（図7Ⓕ⇨）．

6　HFUPによる早期大腸癌の深達度診断

2008年1月から2017年12月までに当院でHFUPを施行した早期大腸癌は274病変である（描出不能の29病変は除いた）．肉眼型では隆起型は123病変で表面型が151病変である．表1にHFUPによる深達度診断能を示す．内視鏡切除か外科手術かの治療法選択における深達度正診率は，全体では，77.0%と高くはないが，これは内視鏡的にT1癌を疑う病変にのみHFUPを施行し，明らかな腺腫・Tis癌に対しては行っていないためである．深達度別にみると，T1b癌における深達度正診率はTis・T1a癌に比較して有意に高く，HFUPは高度浸潤を疑う病変の深達度診断に有用であると考えられる（表1）．肉眼型別の深達度正診率についてみると，隆起型の69.9%に比較して表面型で82.8%と有意に高く（p＜0.05：χ二乗

検定）（表2），いずれの肉眼型においてもTis・T1a癌に比較してT1b癌の正診率が有意に高率であった．また，表面型T1b癌においては隆起型T1b癌に比較して有意に正診率が高く（表2），われわれは，**HFUPはT1b癌を疑う表面型病変に最もよい適応がある**と考えている．

7 今後の早期大腸癌診療におけるEUSの役割

　近年，SM浸潤距離以外に組織学的リンパ節転移危険因子を認めないT1癌においては，リンパ節転移の頻度が1.2〜1.4％ときわめて低いとの報告がなされたこと，また今後の患者高齢化や併存疾患の増加などから，T1b癌に対して診断的完全切除生検の意味での内視鏡切除症例の増加が予測されることから，術前にEUSを施行し，SM浸潤距離を計測したり，癌浸潤先進部とMPの間のスペースの有無を術前に確認することで，T1b癌に対するESDによる完全切除が可能かどうかについて正確に術前診断されることが必要とされる．今後の大腸T1b癌への内視鏡治療の適応拡大に向けて，EUSは必須の検査法と考えられ，消化器内視鏡医は，EUSの手技に精通しておくことが肝要であると思われる．

おわりに

　早期大腸癌に対する内視鏡治療としてESDが用いられるようになり，比較的大きな病変でも一括切除ができるようになった．この技術革新に伴い，これまでは外科手術の適応であったT1b癌の一部に対して診断的治療とも言える完全切除生検が試みられようとしている．EUSは大腸癌の浸潤を垂直断面として直接観察できる唯一の検査法であり，今後のT1b癌に対する完全切除生検という意味での内視鏡治療の適応拡大において，完全切除の術前の可否判断を行ううえで有用な手段になり得ると考える．

文献

1) Saitoh Y, et al：Prevalence and distinctive biologic features of flat colorectal adenomas in a North American population. Gastroenterology, 120：1657-1665, 2001
2) Kudo S：Endoscopic mucosal resection of flat and depressed types of early colorectal cancer. Endoscopy, 25：455-461, 1993
3) Tanaka S, et al：Endoscopic submucosal dissection for colorectal neoplasia：possibility of standardization. Gastrointest Endosc, 66：100-107, 2007
4) 「大腸癌治療ガイドライン 医師用2019年版」（大腸癌研究会/編），金原出版，2019
5) Saitoh Y, et al：Efficacy of high-frequency ultrasound probes for the preoperative staging of invasion depth in flat and depressed colorectal tumors. Gastrointest Endosc, 44：34-39, 1996

第7章 標本の取扱い

標本の取扱い
~正確な病理診断を行うために~

上杉憲幸,菅井 有

はじめに

　近年,大腸腫瘍性病変における内視鏡診断および治療は飛躍的に進歩しており,その切除材料における病理診断の重要性も高まってきている.内視鏡切除材料の病理診断は患者の治療方針の決定に重要であるだけでなく,内視鏡診断における画像所見との対比にも重要な役割を担っている.正確な病理診断が内視鏡診断の進歩を支えている,と言っても過言ではないが,正確な病理診断のためには切除標本の適切な取扱いが前提となる.
　本稿ではこれらの点をふまえ,内視鏡切除標本の取扱いについて述べる.

1 内視鏡切除標本の適切な伸展・固定

　切除標本における病理診断を正確に行うためには,適切な切除標本の取扱い,すなわち切除標本の適切な伸展,固定および切り出しが重要である.断端診断においては病変の切除断端最短距離面が切り出されていることが前提となり,切除断端最短距離面が標本として作成されていない場合や,標本が小さく病変周囲の非腫瘍粘膜面が充分に伸展されていない場合や切り出されていない場合は,完全切除か否か正確には判定できない.内視鏡画像と病理所見との対比の際にも切除標本の適切な伸展・固定が必須である.適切な伸展・固定がされていない場合は正確な対比が不可能である.
　切除標本の取扱いは有茎性病変と無茎性病変の場合で注意すべき点が多少異なる.**有茎性病変**の場合には,茎部断端が正しく標本になっていない場合がほとんどで,**固定の際に茎部が屈曲しないようにピンで固定する**(図1,2)などの注意が必要である[1].また,**切り出しの際には茎部を通る線で割を入れ**(図3),標本を作成することが必要である.
　無茎性病変の場合は標本が丸まったまま固定してしまうと,断端も評価しづらく,正確な病理診断は困難である.病変周囲の正常粘膜が標本の裏側に巻き込まれないように,**ピンセットなどで側方粘膜を把持**した状態で細い針を周囲正常粘膜部に刺し,ゴム板やコルク板の上に固定する.
　伸展・固定の際には錆の生じない,なるべく細いピンを使用して,検体に均等な張力が加わるように伸展する必要がある.可能ならば内視鏡画像を参照して行うことが望ましい.はじめに大雑把にピンを打ち,その後にその間を埋めるように伸展しながらピンを均等に打つことが検体の良好な伸展を行うコツと考える.

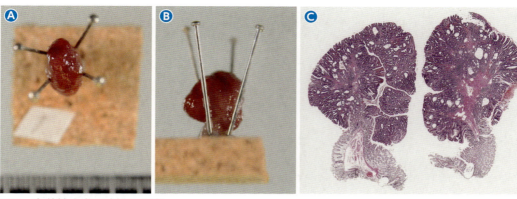

図1 有茎性病変の適切な固定
ⒶⒷ）茎部が屈曲しないように固定することが望ましい．Ⓒ）同標本のルーペ像（低異型度管状腺腫）

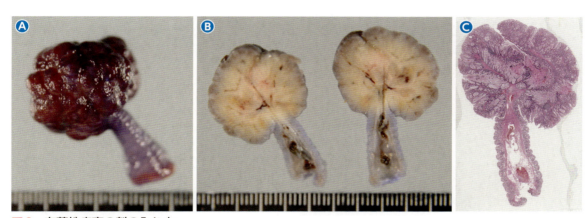

図2 有茎性病変の割の入れ方
Ⓐ）Ip型の隆起型病変．Ⓑ）茎部を通るように割を入れる．Ⓒ）同病変のルーペ像（Peutz-Jeghers型polyp）

2 内視鏡切除標本における切り出し（割の入れ方）のコツ

　　内視鏡画像との正確な対比のためには内視鏡画像を充分に確認したうえで，摘出検体を実体顕微鏡下で観察し，関心領域を同定した上で割を入れることが重要である．実体顕微鏡下の観察の際は内視鏡観察と同様に色素散布を行い，表面構造を充分に観察することが必要である（図4）．

　　深達度診断および断端判定のためには，**最深部**と思われる部位，あるいは病変が**側方断端に近接している**部位の組織切片を作成することが必要であり，そのためには実体顕微鏡下でそれらの部位を同定したうえで割を入れる[2]（図5）．

　　割入れの作業は可能ならば，内視鏡医と病理診断医が協同して行うことが望ましい．所見についてディスカッションし，充分なコミュニケーションをとって病理診断に臨むことが内視鏡所見と病理所見との正確な対比，正確な病理診断につながると考える．

　　有茎性病変，無茎性病変のいずれの場合にも割を入れる際は，薄切時のいわゆる"面出し"のために組織が少し削られることを念頭に置き，**最も病理組織所見を見たい面を少しはずして割を入れる**のが適切な標本作成をするためのコツである．

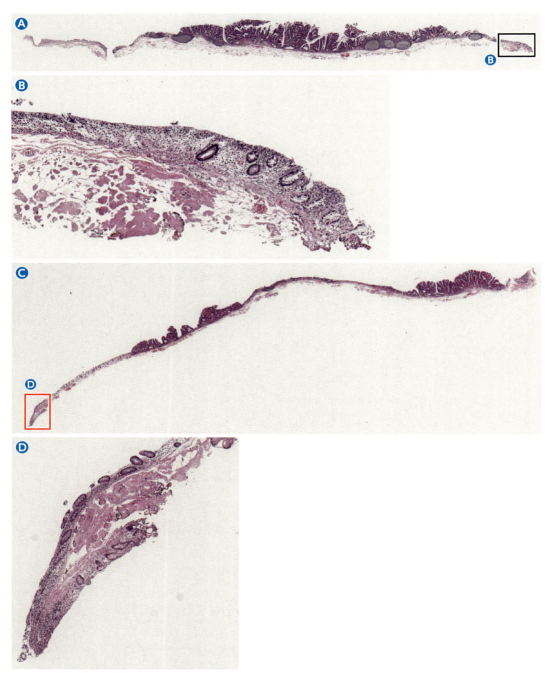

図3　平坦病変の固定における適切な進展
ⒶⒷ）適切に進展固定された検体．Ⓐ：ルーペ像，Ⓑ：側方断端部の拡大
ⒸⒹ）進展が不良な検体．Ⓒ：ルーペ像　Ⓓ：側方断端部．粘膜が折り込まれて固定されている

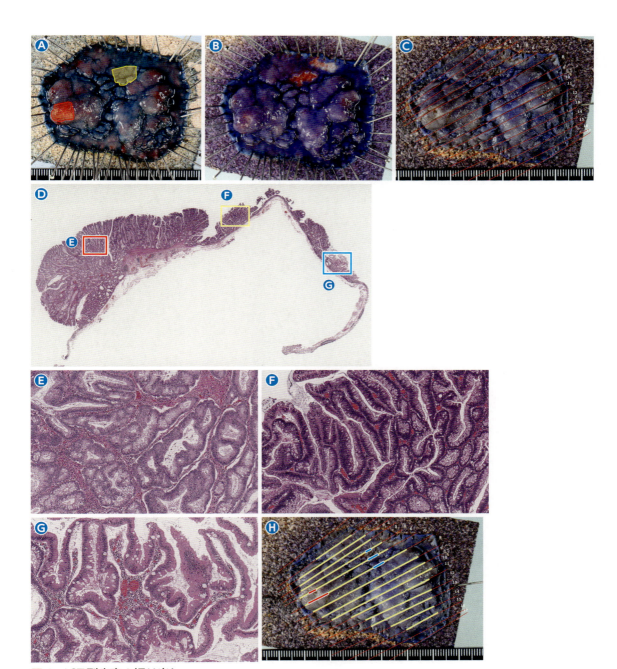

図4　LST型病変の切り出し

Ⓐ Ⓑ）切除標本色素撒布像．☐ と ☐ が内視鏡的な関心領域

Ⓒ）切り出し図．関心領域が通るように割を入れる

Ⓓ）ルーペ像

Ⓔ～Ⓖ）切除標本組織像．**Ⓔ**：腺癌，**Ⓕ**：低異型度管状腺腫，**Ⓖ**：TSA成分

Ⓗ）マッピング図．━：管状腺腫，━：TSA component，━：腺癌（M）

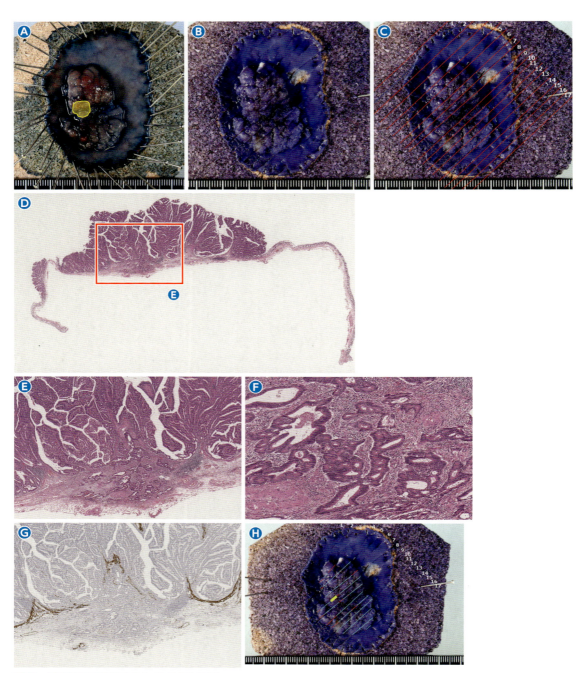

図5 最深部を診断するための切り出し
Ⓐ Ⓑ）切除標本色素撒布像．▢が内視鏡的な最深部
Ⓒ）切り出し図．最深部を通るように割を入れる
Ⓓ）ルーペ像．▢：最深部，Ⓔ）▢の弱拡大，Ⓕ）▢の弱拡大．SMに浸潤する腺癌，Ⓖ）浸潤部のデスミン免疫染色
Ⓗ）マッピング図．━：管状腺腫，━：腺癌（M），━：腺癌（SM）

3 病理診断医に依頼する場合のポイント

　内視鏡切除標本の病理診断を依頼する際に基本となるのは，内視鏡医の診断および所見が病理診断医に適切に伝わることである．そのためには切除前の内視鏡所見，切除時の所見および切除標本の所見が病理診断医に正確に伝わることが重要である．内視鏡医も切除標本の観察を行い，内視鏡所見との対比を充分に行う必要がある．

　そのうえで，可能ならば内視鏡画像，新鮮切除標本画像を添付し，シェーマなどで関心領域も含めた所見を示したうえで病理診断を依頼することが望ましい．病理診断依頼書に所見の記載のない内視鏡画像のみを添付している場合をしばしば目にするが，すべての病理診断医が内視鏡所見に精通しているわけではなく，その際には適切な所見の説明が必要と考える．

おわりに

　本稿では大腸癌内視鏡切除標本における適切な標本の取扱いについて述べた．内視鏡診断のさらなる進歩のためには，適切な病理診断が必須であると考える．そのためには内視鏡医も病理を知るべきであり，病理診断医も内視鏡診断について学ぶ必要がある．精度の高い診断のためには，内視鏡医と病理診断医が日常的によく連携して診断を進めることが最も重要なことと考える．

文献
1) 藤井茂彦, 他：病理診断からみたESDの意義と問題点. 消化器内視鏡, 20：282-289, 2008
2) 味岡洋一, 他：大腸表面型腫瘍の診断と治療　病理組織学的評価における問題点　腫瘍局所遺残の判定, sm癌のおけるリンパ節転移（微小転移を含む）の評価について. 消化器外科, 25：1683-1690, 2002
3) 「大腸癌治療ガイドライン：医師用2019年版」（大腸癌研究会/編）, 金原出版, 2019

第8章 Case Study

Case 1 上皮性か？ 非上皮性か？

斉藤裕輔，藤谷幹浩

患者は58歳，女性．便潜血反応陽性で施行した大腸内視鏡検査で上行結腸に異常を指摘された．

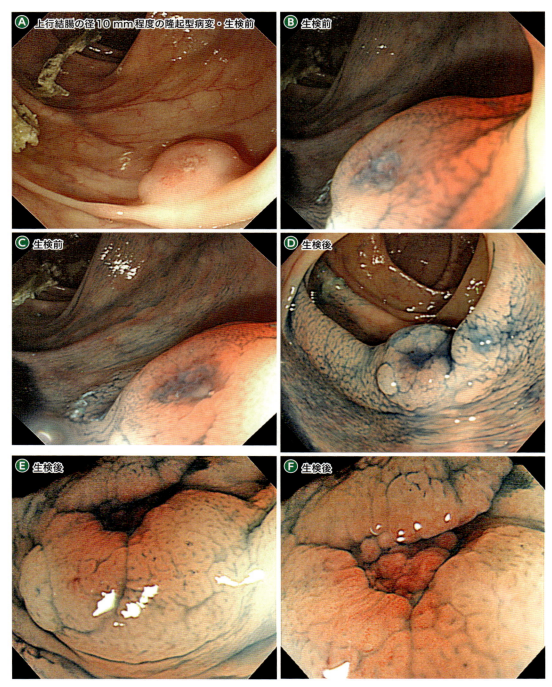

1　注目すべき内視鏡所見は？

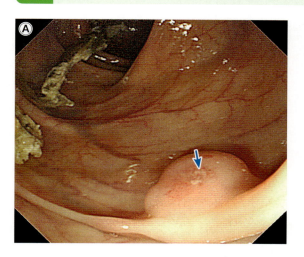

【初回内視鏡検査】

- 上行結腸に径10 mm程度のややいびつな形態のSMT様隆起性病変を認める

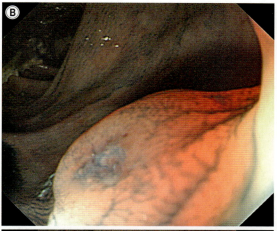

- 頂部には薄い白苔を伴っており（Ⓐ ➡），インジゴカルミン撒布後の近接拡大でも表面構造は不明瞭であるため，上皮性腫瘍か非上皮性腫瘍かの診断は困難である（Ⓑ，Ⓒ）
- しかし，全体の形態が円形ではなく，いびつであることから，SMTではなく上皮性腫瘍（SMT様の癌）を疑い，白苔部分からボーリング生検を施行し，中分化型腺癌の診断を得た

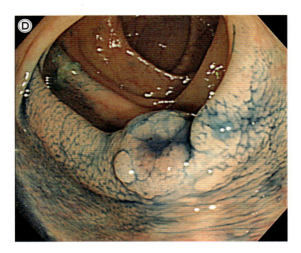

【生検後の内視鏡検査】

- 生検後の再検の内視鏡検査にて，生検の影響か，初回と比べて形態はやや変化している

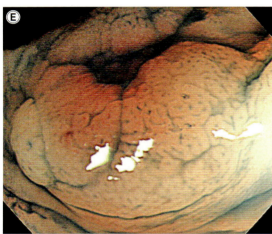

- 特に頂部の陥凹は不整形で明瞭化しており（Ⓔ），近接拡大にて凹凸不整の上皮性の要素を認める（Ⓕ ➡）

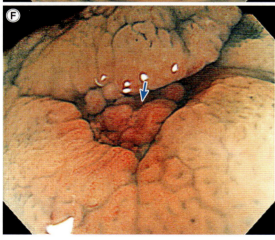

【注目すべき内視鏡所見】

- 初回内視鏡検査で，近接拡大でもSMT様隆起頂部の陥凹には薄い白苔が付着しており，上皮性か非上皮性腫瘍かの判断は困難である

- しかし，通常観察の全体像で，形態が円形ではなく，いびつなSMT様形態を呈していることから，SMTではなく，SMT様の癌を強く疑うべき所見である（Ⓐ）

2 EUSと注腸造影の所見も見てみよう

【EUS】

- 無エコーにも近く（Ⓖ），一部に線状エコーを呈する低エコー腫瘤がSMに中等量浸潤しているが，MPは保たれている

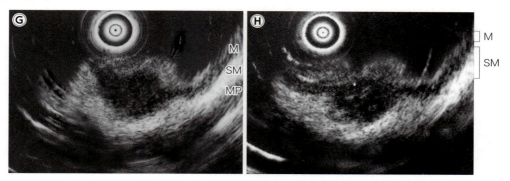

【注腸造影】

- 上行結腸のハウストラ上に，径10 mm程度の表面平滑で頂部に浅いバリウム斑を有する類円形の隆起型病変を認め（Ⓘ），体位を変換して側面像に近づけていくと（Ⓙ），側面像ではハウストラ上の病変のため，Ω状から弧状変形を呈しており（Ⓚ），深達度はSM中〜深層への浸潤であると診断される．

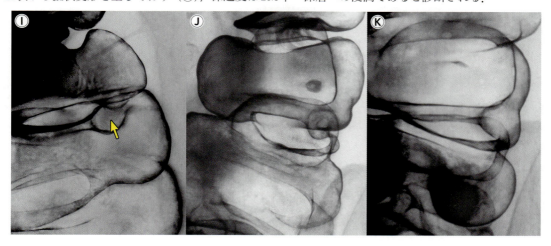

3 病理組織所見を確認しよう

【切除標本】

- 以上よりSM中〜深層の浸潤癌と診断し，外科手術が施行された．上行結腸に径12 mmの正常粘膜で覆われたSMT状のなだらかな隆起型病変を認め（Ⓛ），実態顕微鏡では境界明瞭な陥凹局面を有している（Ⓜ Ⓝ）．

【ルーペ像】

- ルーペ像ではSMT様の0-Ⅱa＋Ⅱc型早期癌で，癌の露出部分はわずかであり，SMに中等量浸潤している（Ⓞ）．正常粘膜と癌との境界は明瞭であり（Ⓟ➡），内視鏡における陥凹部分に癌の露出部は一致していると考えられる（Ⓠ）．

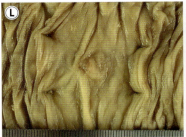
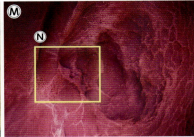
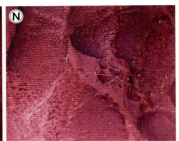
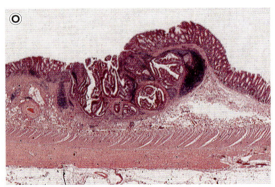
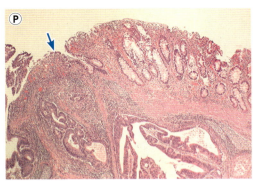
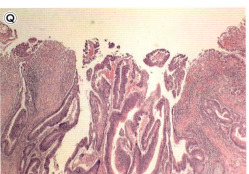

【最終病理診断】

- A，径12 mm，0-Ⅱa＋Ⅱc（SMT様），T1b
- Moderately differentiated adenocarcinoma, pT1b [SM, 1,800 μm], Ly0, V0, BD1, pN0

Advice

- 大腸癌の診断に拡大観察は有用であるが，本例のごとくSMT様の癌の場合，診断が困難な場合もある．拡大観察に頼りすぎることなく，拡大所見を通常観察の所見に常にfeed backするような診断が重要である
- T1b癌の診断にEUSや注腸造影検査の併用は有用であり，内視鏡診断で深達度診断に迷う場合には，これら検査を積極的に併用することで正確な深達度診断が可能となる

第8章 Case Study

Case 2 上皮性腫瘍? 非上皮性腫瘍?

佐野村　誠

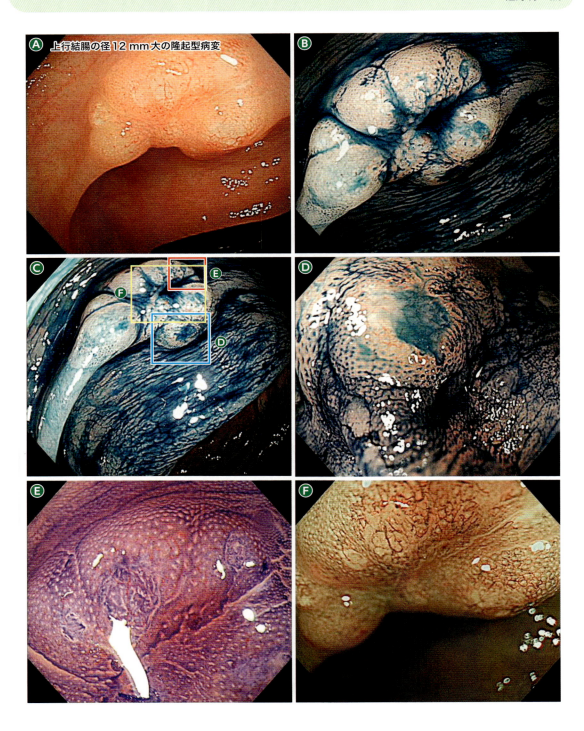

1 注目すべき内視鏡所見は？

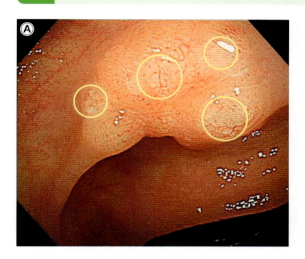

【通常観察】
- 上行結腸にヒダのひきつれ所見を伴う，径12 mm大の中央がやや陥凹した結節状のSMT様の隆起型病変を認める
- 表面には褪色調の粘膜の領域が散見される（◎）
- 通常観察では，上皮性腫瘍と非上皮性腫瘍の鑑別は困難であり，SMT様の病変としか診断できない

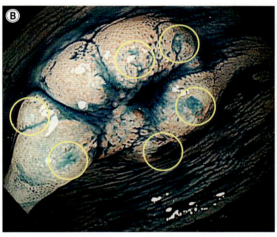

【インジゴカルミン撒布像】
- インジゴカルミン撒布にて，SMTの形態を呈していると診断される．複数箇所において，正常大腸粘膜の欠損した領域が観察される（◎）

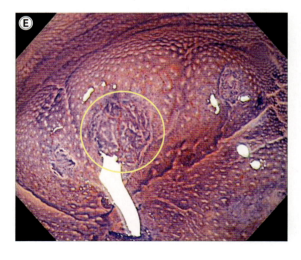

【クリスタルバイオレット染色拡大像】
- 病変の大部分はⅠ型（またはⅡ型）pit patternを示している
- 褪色粘膜の拡大観察では，pitの辺縁不整，内腔狭小の所見を示し，V$_I$型高度不整pit patternと診断される（◎）．この領域では，表層に癌腺管が露出していると見做される

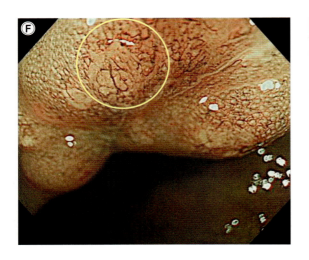

【NBI 拡大観察】

- 褪色粘膜の領域以外は正常大腸粘膜を反映する JNET 分類 Type 1 を示す
- 部分的に不整な surface pattern と不整血管，血管の口径不同・蛇行が観察され，JNET 分類 Type 2B と診断される（◎）

2 EUS と注腸造影の所見も見てみよう

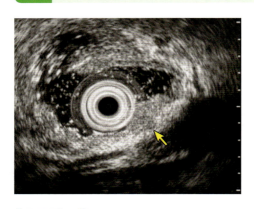

【EUS】

- 20MHz 細径プローブによる観察で，第2，3層を主座とする低エコー域として描出される
- 第3層（SM）中層まで達しており（→），EUS-SM2 の所見である
- 低エコー腫瘤，濾胞様構造に類似した像を示しており，リンパ濾胞の存在が示唆される

【注腸造影】

- SMT の立ち上がりで，頂部がやや陥凹した像を示す（→）

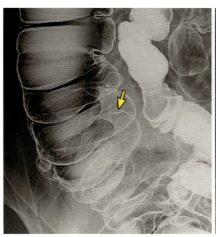
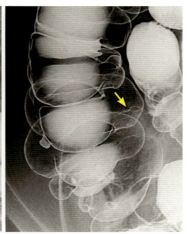

3 病理組織所見と内視鏡像を比較しよう

切除標本	切片の位置

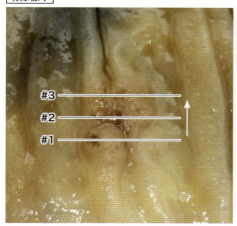
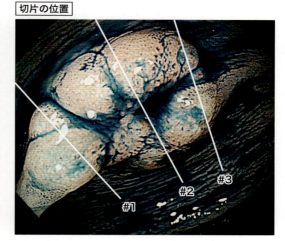

【術式】腹腔鏡下右半結腸切除術

【病理組織像】

- SMTの形態を示し（①），著明なリンパ球浸潤を伴って，癌腺管がSMに浸潤している（▷）
- SMにはリンパ濾胞の集簇がみられる（②▷）
- V₁型高度不整pit patternを示した褪色粘膜の領域は，中分化型管状腺癌が表層に露出している（③）

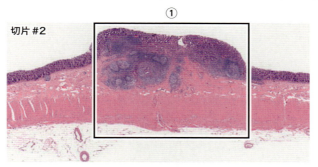

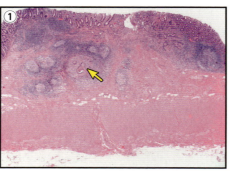

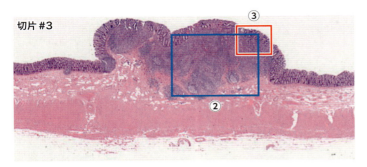

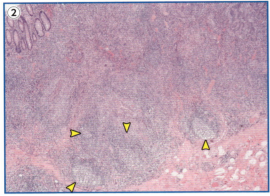
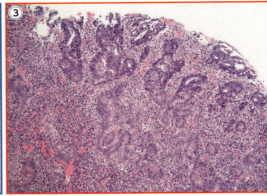

【最終病理診断】
- Adenocarcinoma（tub1＞tub2）with lymphoid stroma
- pT1b（SM 1,250μm），INFb，Ly0，V0，BD1，N0

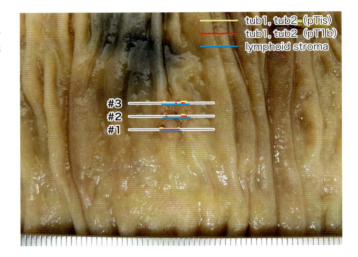

Advice

- 大腸腫瘍の質的診断において，pit pattern診断やNBI拡大観察は有用である
- SMTの形態を呈する大腸癌の診断においては，表層に露出した癌の所見を捉えることが重要である

第8章 Case Study

Case 3 内視鏡所見から病理組織像を予測できますか？

鴫田賢次郎，永田信二

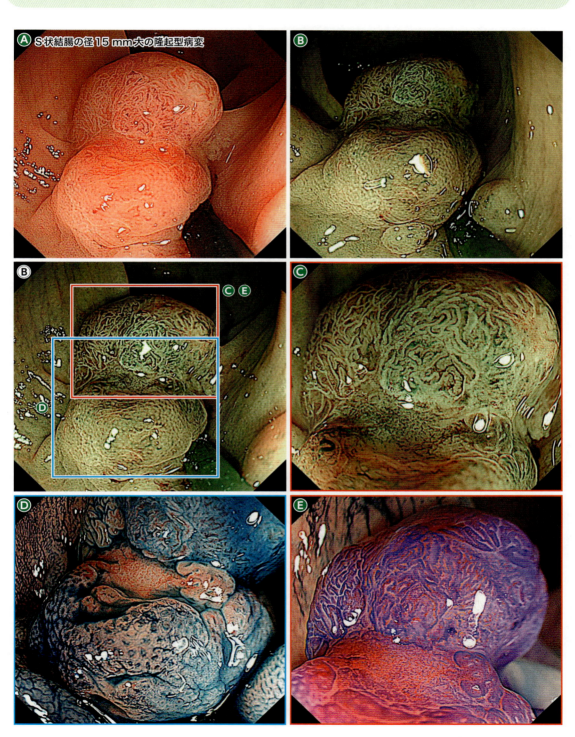

1 注目すべき内視鏡所見は？

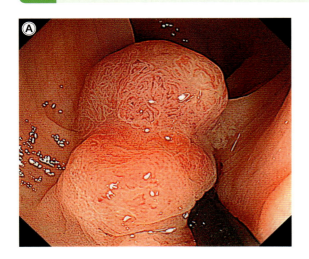

【通常観察】
- 口側の隆起は上皮性腫瘍の表面構造を呈しているが，肛門側の隆起の立ち上がりはなだらかで表面粘膜も正色調であり，SMT様隆起である．また2つの隆起の間には陥凹がみられる

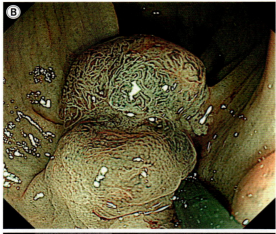

【NBI拡大観察】
- NBI観察ではSMT様隆起部（■）は正常腺管のsurface patternが観察され，口側の隆起はさらに2つの領域（■と■）に分けられる．同部を拡大観察してみると，■ではsurface patternはregularであるのに対し，■ではirregularityがあり，悪性度がやや高いことが推察される
- 陥凹部（■）では，surface patternは白色のpit様構造がみられ無構造とは言えないが不明瞭であり，vessel patternは血管径・分布が不均一である．JNET分類Type 2Bの所見である

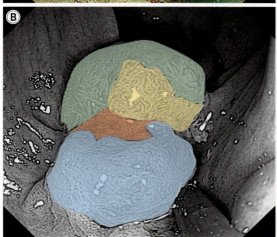
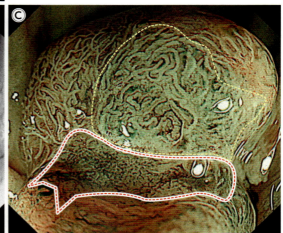

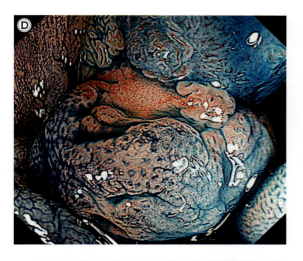

【色素観察】

- インジゴカルミン撒布像では，中央の陥凹がより明瞭となる．インジゴカルミン撒布は，病変の凹凸を捉えるために最も有用な検査法である
- クリスタルバイオレット染色では，中央の陥凹部はpitの辺縁不整・狭小化，stromal areaの染色性低下がみられ，V_I型高度不整pit patternの所見である

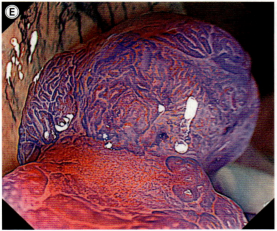

【内視鏡診断のまとめ】

- 口側の隆起は腺腫からTis癌の所見であるが，陥凹部ではT1b癌の内視鏡所見を認めており，SMに浸潤した癌により正常粘膜が上方に押し上げられ，肛門側の隆起を形成していると考えられる

2 EUSの所見も見てみよう

- 病変肛門側の隆起の部位をEUSにて観察すると，病変はlow echoic areaとして描出される．SMへ突出（▷）しておりSM浸潤癌（T1）と診断した
- 同時に，腫瘍と筋層との間にはSM（■）が存在することが確認される
- cT1b癌に対する標準治療は外科手術であるが，完全切除生検目的の内視鏡治療を選択する場合には，EUSにより筋層まで接する癌浸潤がないことを確認することが重要である
- 本症例では完全切除生検目的のESDは可能と判断した

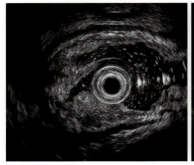
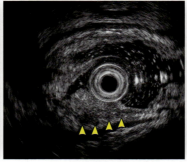
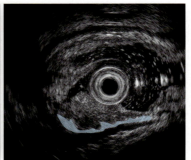

3 病理組織所見と内視鏡像を比較しよう

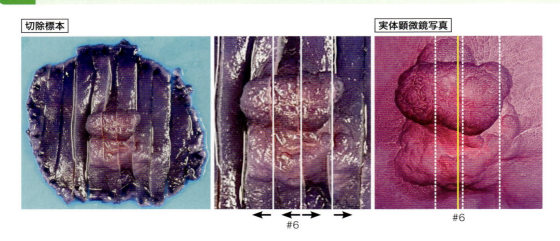

【病理組織像】

- #6は病変中央の最大割面となる切片．病変肛門側の隆起（①）は，表層は正常粘膜で覆われるが，深部では陥凹部（②）から浸潤した癌により上方に押し上げられ隆起の形態を呈しており，深部では高度な静脈侵襲がみられている（⑤）．口側の隆起は，④の部位は低異型度腺腫，③の部位は高異型度腺腫（high grade adenoma）であった

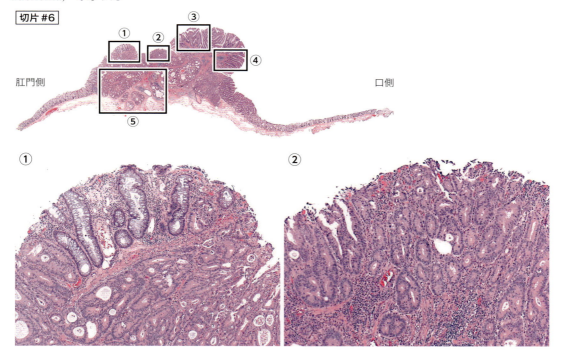

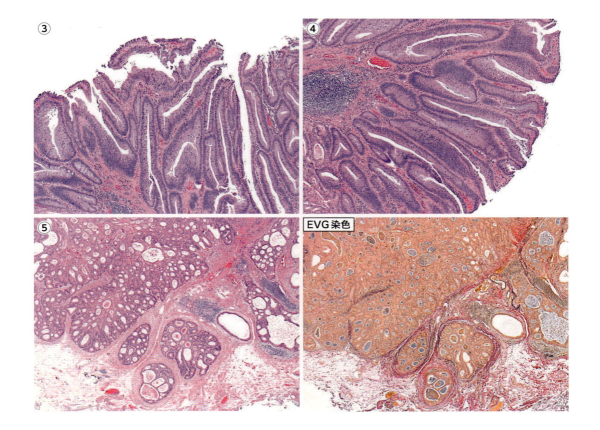

【最終病理診断】

- Adenocarcinoma（tub1＞tub2）with tubular adenoma, pT1b（SM4,000 μm）, Ly0, V1c, BD1, HM0, VM0

【NBI拡大内視鏡観察所見と病理組織所見との対応】

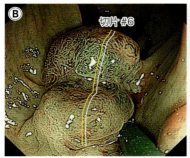
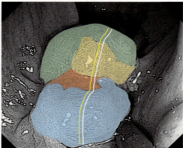
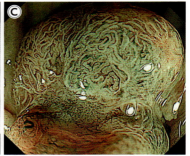
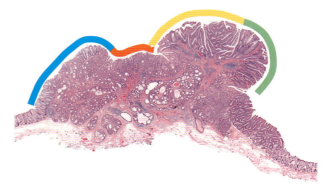

Advice

- まず通常観察で病変の特徴をとらえ，次に異なったコンポーネントがあればその各部位ついてNBIで詳細な質的・量的診断を行うが，NBIは通常観察からボタンワンタッチで瞬時に切り替えることができるため，とても簡便で有用なモダリティーである
- ただし凹凸を表現する場合はインジゴカルミン撒布像が必要であり，NBI観察でJNET分類Type 2Bの領域や，診断が低確信度（low confidence）である場合には，pit pattern診断を追加することが必要である

> **Point** 実体顕微鏡がない施設では？
>
> 切除標本の病理組織像と内視鏡像を詳細に対比するためには実体顕微鏡が必要となるが，専門施設以外では常備されていることは少ない．
> ただし，最近はデジタルカメラの性能が向上し，実体顕微鏡と同等の画像が簡便に撮影できるようになっている．
> 図はオリンパスのデジタルカメラTG-5で撮影したものであるが，深部合成モードという設定を使用しており，隆起と陥凹を有する病変でも，各部位に焦点を合わせた複数の写真を自動合成することで，病変全体に焦点の合った写真を撮影することができる．

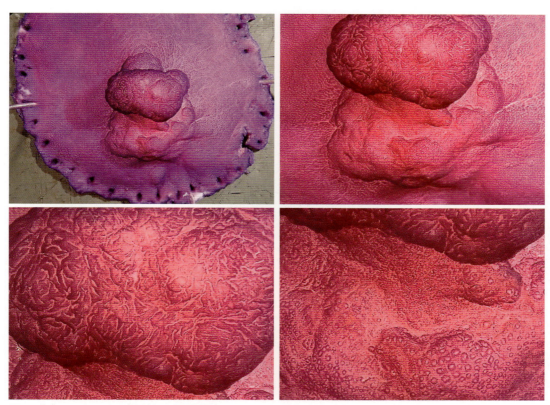

図　デジタルカメラで撮影した切除標本

第8章 Case Study

Case 4 組織・深達度および治療方針は？

住元 旭，田中信治

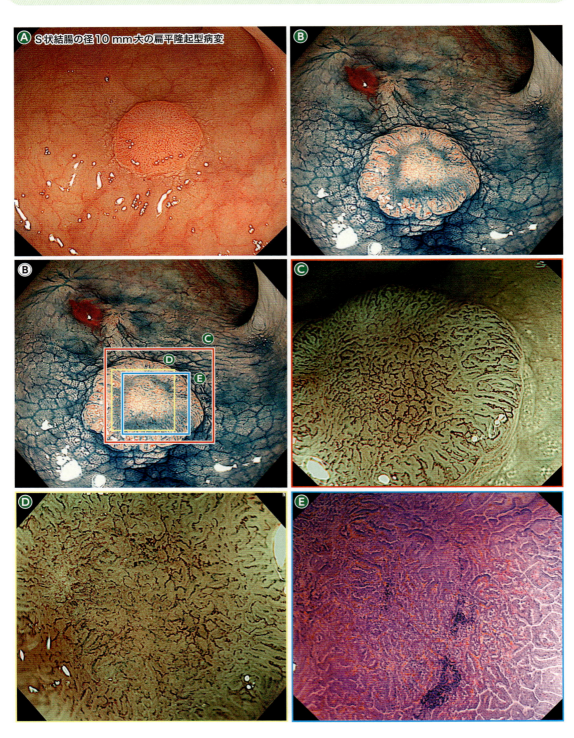

1 注目すべき内視鏡所見は？

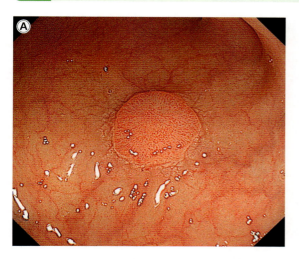

【通常観察】
- 病変は境界明瞭で丈の低い小さな扁平隆起型病変で，血管の拡張が目立ち全体的に発赤調である
- 周囲に白斑を伴い，周囲から軽度の粘膜集中認める

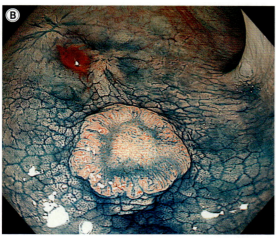

【インジゴカルミン撒布像】
- 病変中央の陥凹面が明瞭である
- 多方向からの皺襞集中を認め，病変の台状挙上も認める

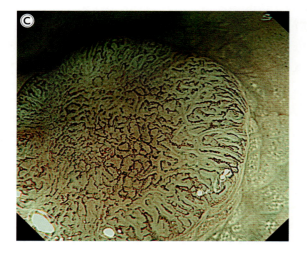

【NBI拡大観察（病変辺縁部）】
- 病変の立ち上がりでは，構造の不整なsurface patternと，分布が不規則なvessel patternを認める．JNET分類Type 2Bの所見である
- 中央に移行するにつれ，surface patternは不明瞭化し，微小血管の太さ・分布の不均一さも増している

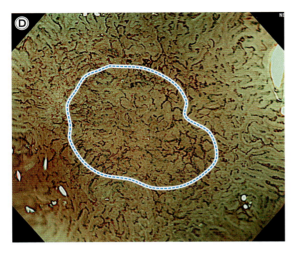

【NBI拡大観察（病変中央部）】

- surface pattern は完全に消失し視認できない（無構造領域：◯）．また，血管の途絶，断片化を認める．JNET 分類 Type 3 の所見である

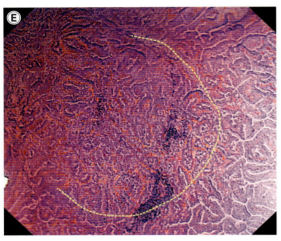

【クリスタルバイオレット染色拡大観察】

- 陥凹面（◯内）では，形状の異なる pit が不規則に配列し，pit の辺縁は不整で一部不明瞭化している．また，stromal area（◯）の染色性もやや低下している．V_I 型高度不整 pit pattern である
- その周囲では，不規則な分布・分岐を示す管状の pit を認め，pit の辺縁は明瞭かつ平滑である．V_I 型軽度不整 pit pattern の所見である

2　EUS および注腸造影検査の所見は？

【超音波内視鏡検査（EUS）】

- 病変は，低エコー領域として描出され，一塊となって SM へ突出している．SM 最深層が断裂し筋層も肥厚しており，深達度 MP と診断できる

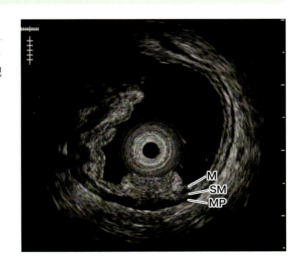

【注腸造影検査】
- 二重造影正面像では，内部に辺縁不整な陥凹局面を伴う，境界明瞭な透亮像として描出される
- 側面像では画然とした硬化像を認め（→），SM高度浸潤〜MPと診断できる

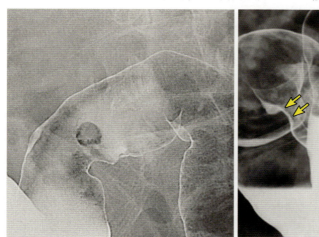
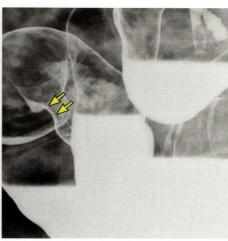

3 病理組織結果所見および内視鏡像を比較しよう

- ホルマリン固定後の切除標本．病変中央に割が入るように，腸管の長軸方向に切り出した．切片2，3，4で腫瘍を認めた

【術式】腹腔鏡下S状結腸切除術

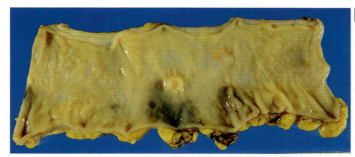
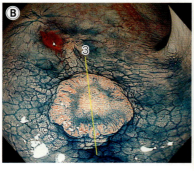
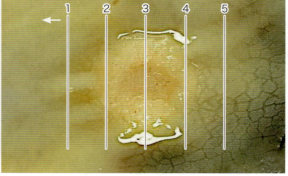

【病理組織像（HE染色）】

- MからMPにかけて，浸潤性に増殖する管状腺癌を認める．表層の腺管はまばらに残存し，一部でdesmoplastic reaction（DR）の露出を認める．浸潤先進部では高度の簇出（budding）（BD3）を認めた

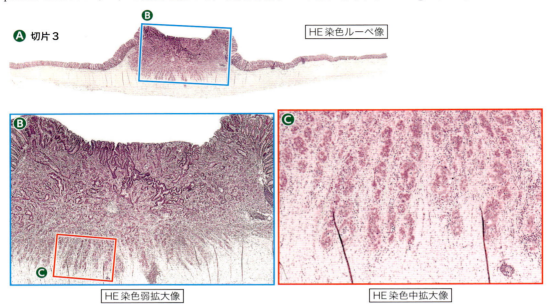

【病理組織像（D2-40によるリンパ管の免疫染色）】

- SMおよびMPに軽度のリンパ管侵襲（Ly1a）を認めた

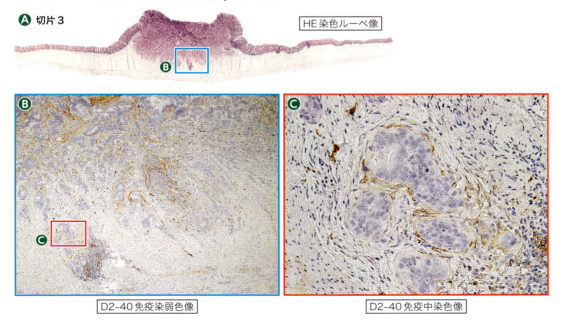

【最終病理診断】

- Adenocarcinoma（por2＞tub2），pT2（MP），INFc，Ly1a，V0，BD3，pPn1a，pPM0，pPDM0，pRM0，pN0

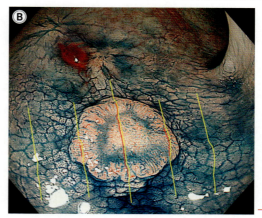

——— T2（MP）

Advice

- 拡大内視鏡観察でSM高度浸潤と診断できても，実際の浸潤距離は不明であり，時に本例のような進行癌もみられる．具体的な浸潤距離や，腫瘍先進部と筋層との関係を評価するには，病変を断層的に観察できるEUSが最も有用であり，摘除生検として内視鏡切除を行う場合には必須の検査と言えよう
- 本症例のように注腸造影検査も参考になることも多く，SM浸潤が疑われる病変に対しては注腸造影検査もできれば施行したい

第8章 Case Study

Case 5 組織型・深達度診断は？

田中秀典，田中信治

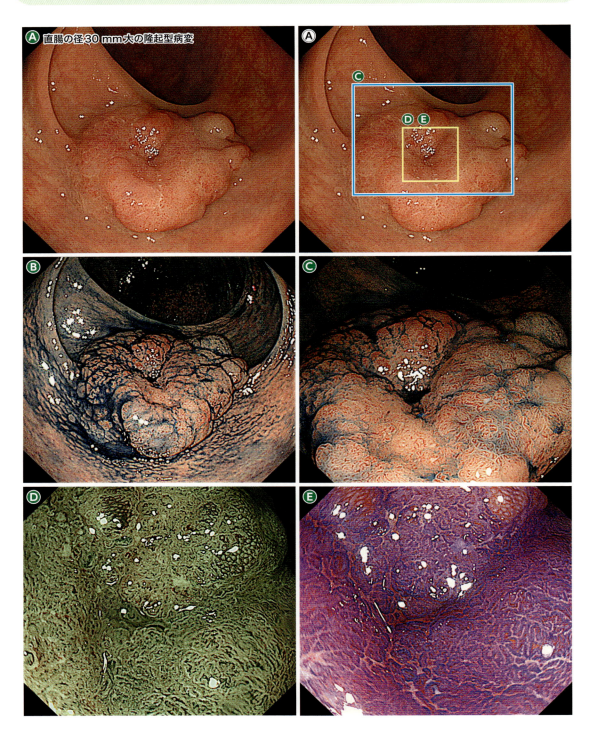

1 注目すべき内視鏡所見は？

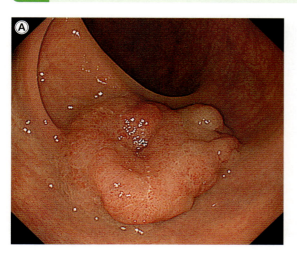

【通常観察】
- 病変は向かって右側では急峻に，左側ではなだらかに立ち上がっており厚みがある．中心部は発赤し陥凹しているが，明らかな陥凹局面としての境界は認識できない
- 明らかな緊満感や長軸方向のヒダの引きつれなども認めず，また典型的な進行癌でみられるような潰瘍形成もない

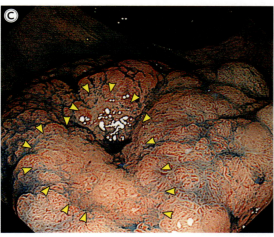

【インジゴカルミン撒布像】
- 陥凹局面がやや明瞭となる（▷）
- 全体で不整なpitが観察されるが，陥凹内で特に不整が強い

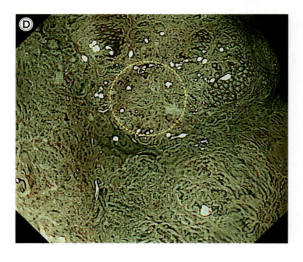

【NBI拡大観察】
- 中心陥凹部のNBI拡大観察．白色に視覚化されるpit様構造は高度の不整を伴っており，血管も分布不均一や口径不同が目立つ
- 部分的にsurface patternが消失し，血管が断片化した領域を認めており，この部分ではJNET分類Type 3の所見である（◯）

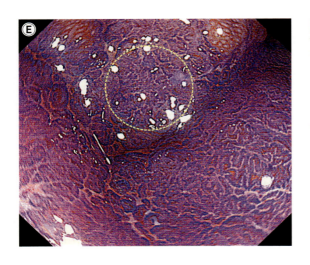

【クリスタルバイオレット染色拡大観察】

- NBIと同部位のクリスタルバイオレット染色拡大観察．pit patternは不整で，pit自体も辺縁不整や不明瞭化・狭小化を伴っており，V_I型高度不整pit patternの所見である
- NBIでJNET分類Type 3であった領域（◯）では，pitの荒廃は周囲よりさらに高度であるが，明らかな無構造の領域は認めない

2 EUSと注腸造影の所見も見てみよう

【EUS】

- 等エコー〜低エコーとして描出される病変は肥厚したMPに浸潤している

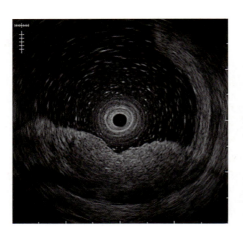
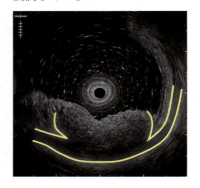

【注腸造影】

- 二重造影では，病変は境界明瞭で辺縁不整な透亮像として描出される．中心付近にバリウムの溜まりを認め，その周囲にも溝状の淡いバリウム付着を認める
- 側面像では，画然とした硬化像と台形状変形を認めており，進行癌の所見である（◁）

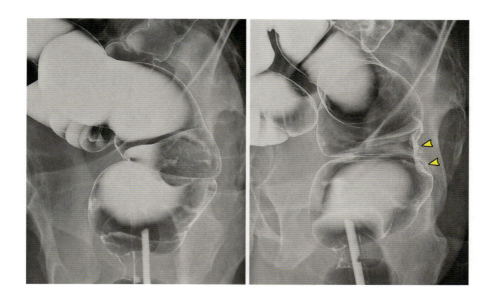

3 病理組織所見と内視鏡像を比較しよう

切除標本

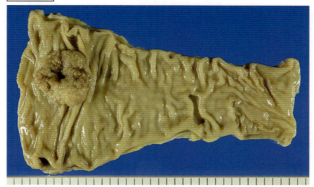

【術式】腹腔鏡下超低位前方切除術

切片の位置

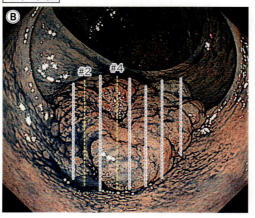

【病理組織像】

- #2は最も深達度が深い切片．表層では癌と非腫瘍が混在して覆っており，内部では不規則な腺管が篩状構造を形成している（①）．中分化型腺癌を主体とした腫瘍組織はSSまで浸潤している（②）
- #4は中心陥凹部を含む切片．表層に中分化型腺癌の露出を認めており，癌はMPまで浸潤している（③）

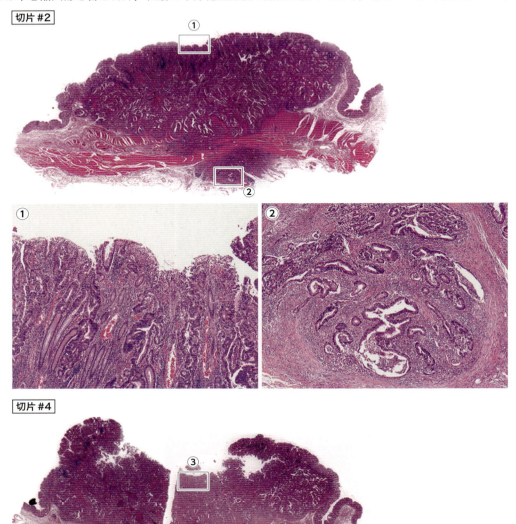

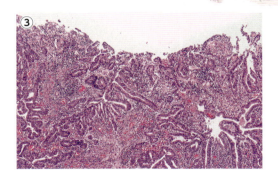

【最終病理診断】
- Adenocarcinoma, tub2 > tub1
- pT3 (SS), INFb, Ly1a, V1a, pPn0, pPM0, pDM0, pRM0, pN0

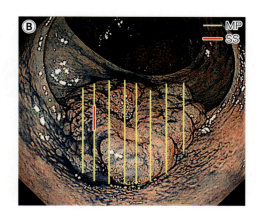

Advice

- 大腸癌の深達度診断において，NBI 拡大観察や pit pattern は有用である
- ただし，T1b 以深癌と診断できても浸潤の深さまでは診断できない．具体的な浸潤度診断には EUS や注腸造影が有用であり，必要に応じてこれらの検査を追加すべきである
- 本症例のように一見T1癌に見えても，進行癌であることもありうる

第8章 Case Study

Case 6 この病変は腺腫内癌？

佐野 亙, 佐野 寧

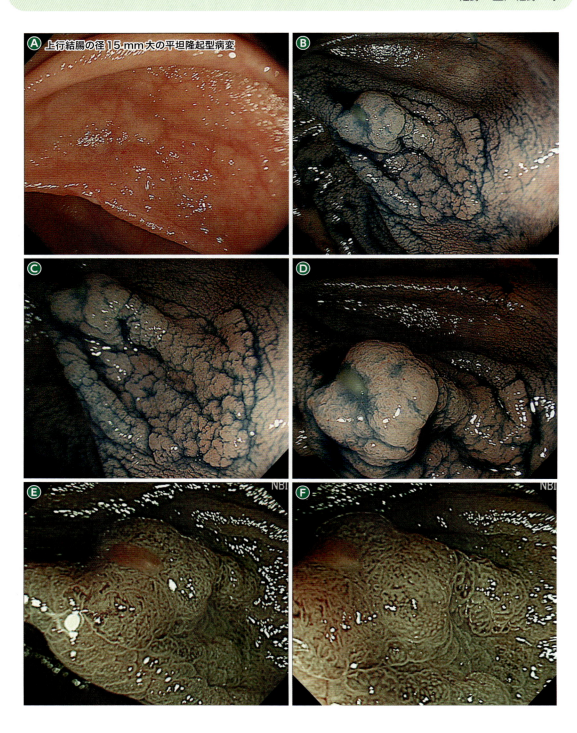

1 注目すべき内視鏡所見は？

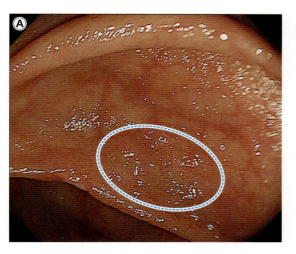

【通常観察】
- 病変は認識しづらいが，○で囲った部分で血管透見像が消失しており，よくみると径15 mm大，軽度発赤調の平坦隆起型病変が認識される
- しかし，このサイズの腺腫にしては腫瘍血管が目立たず，通常観察のみでは質的診断が困難である

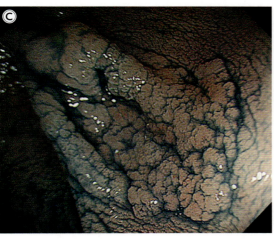

【インジゴカルミン撒布像】
- 色素撒布により病変境界は明瞭となり，一部に結節状の隆起を伴う二段隆起を示す病変であることが認識される
- 平坦隆起部のpit観察では，Ⅱ型pitは認めるものの，腺腫あるいは癌にみられるような腫瘍性pit（Ⅲ・Ⅳ・Ⅴ型）は認められない

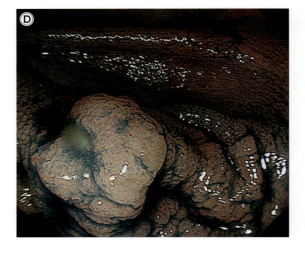

- 結節状隆起部のpit観察では，V_I型に相当する不整なpitを認める

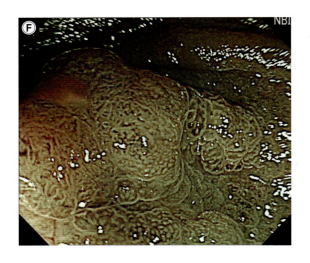

【NBI拡大観察】

- 結節状隆起部のNBI拡大観察では，JNET分類Type 2Bに相当する口径不同，不均一な分布を示すvessel patternと不整なsurface patternを認める

2 病理所見を見てみよう

【病理組織像】

- 本病変は，SSA/Pにcytological dysplasia～Tis癌を伴った病変と診断され，EMRにて一括切除された
- 病理組織では，平坦隆起部において，SSA/Pに特徴的な所見である陰窩の拡張，陰窩の不規則分岐，陰窩底部の水平方向への変形（①）と，一部にcytological dysplasia（serrated dysplasia，②）が認められ，SSA/P with cytological dysplasiaと診断された

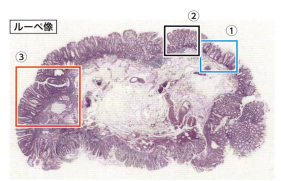

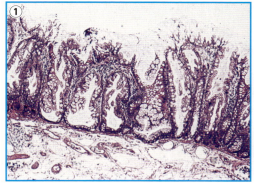
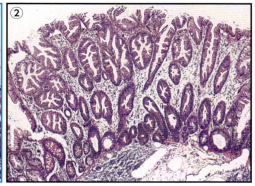

- 結節状隆起部においては，SMに軽度浸潤する中分化型腺癌（③）を認めた．ただし，脈管侵襲は認めなかった

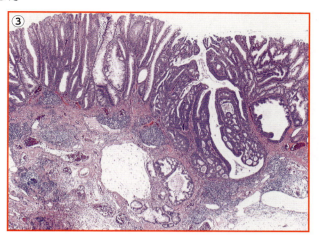

【最終病理診断】

- Adenocarcinoma in SSA/P with cytological dysplasia
- tub2, pT1a, Ly0, V0, BD1, HM0, VM0

> **Advice**
> - SSA/Pがcytological dysplasiaを伴う確率は，病変サイズの増大とともに高くなる[1]
> - cytological dysplasiaあるいは癌を伴うSSA/Pでは，本病変のように，病変内に大小の結節や一部の隆起を伴うことが多い[1]．こうした病変ではcytological dysplasiaあるいは癌の混在を念頭に，一括切除を心掛けるべきであろう

文献

1) Sano W, et al：Clinical and endoscopic evaluations of sessile serrated adenoma/polyps with cytological dysplasia. J Gastroenterol Hepatol, 33：1454-1460, 2018

第8章 Case Study

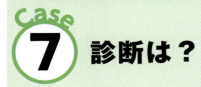

Case 7 診断は？

河野弘志, 鶴田 修

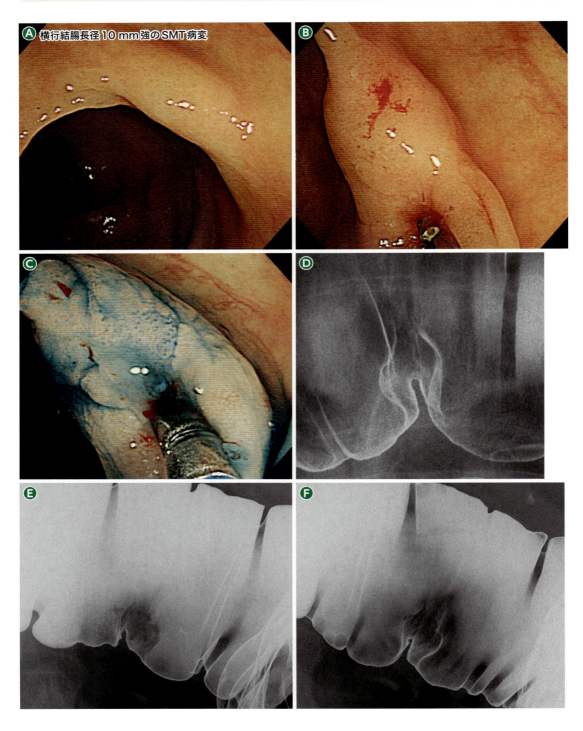

1　注目すべき内視鏡所見は？

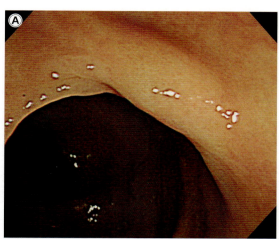

【通常観察】
- 病変は立ち上がりがなだらかで周辺粘膜と同色調の隆起型病変である（Ⓐ）
- 病変の周囲には斜め方向から病変へ向かうヒダを認める（Ⓑ⇒）．鉗子を用いて病変を正面視すると表面が平滑である様子が観察され，SMTが疑われる

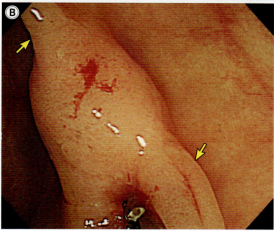

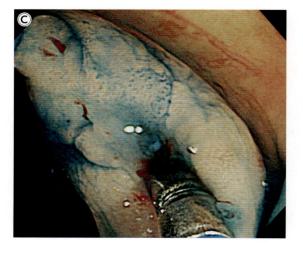

【インジゴカルミン撒布像】
- SMT上に辺縁境界が明瞭な丈の低い隆起型病変を認める．丈の低い隆起部分に凹凸不整や陥凹所見は指摘できない
- 非拡大観察であるが，同部は周囲の正常粘膜と異なる表面性状を呈しており，それらの所見から「SMT上に上皮性腫瘍が存在している」，または「癌がSM以深に浸潤し，SMT様の浸潤様式を呈している」のいずれかが疑われる

2 注腸造影所見を見てみよう

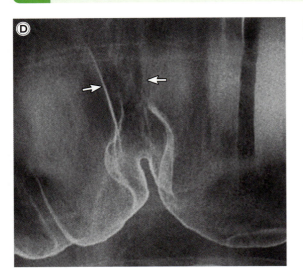

【注腸造影検査（二重造影像）】
- 腹臥位の二重造影で長径10mm程度の隆起型病変を認める．病変の立ち上がりは急峻であるが平滑な曲線を呈しており，一部はなだらかであることからSMTの要素を含む病変である
- 病変周囲には病変に向かって集中する数本のヒダが観察される（⇨）

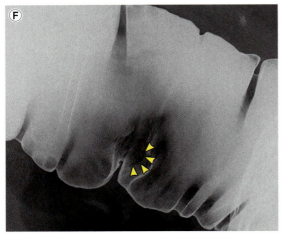

【注腸造影検査（圧迫像）】
- 病変を強く圧迫しても病変の形態に変化はみられず，粘膜下を主体とした病変であると推察される．また病変の口側，立ち上がり部の内側には平滑で境界明瞭なもう1つの病変境界（▷）を認めることから，SMTの表面には境界明瞭な丈の低い隆起の存在が疑われる
- 病変周囲には二重造影所見と同様に，病変に向かって集中する数本のヒダが観察される

3 注目すべき拡大内視鏡所見は？

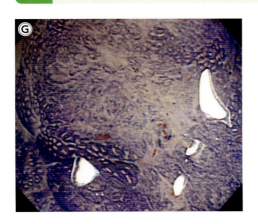

【クリスタルバイオレット染色下pit pattern拡大観察所見】
- Ⅰ型pitとⅢ$_L$型pitを認めるが，全体的には染色性が低下しており，pit構造を認識することができない領域が広く存在する

4 EUSの所見も見てみよう

【EUS所見（20 MHz細径プローブ使用）】

- Mに限局した低輝度腫瘍を認め，それとは非連続性にSMからMPにかけてやや低輝度の腫瘍も見られる（左図）．その内部には液体成分の存在を示唆する低輝度領域を複数認める（右図）

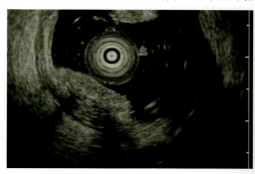
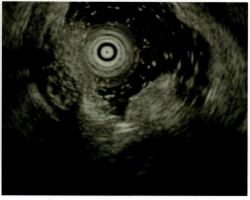

5 病理組織所見を確認しよう

【切除標本半固定像】

- 径 12 × 8 mm のヒダ集中像を伴う平坦な隆起型病変を認める．その周囲にはわずかに隆起したSMT様の隆起を認める

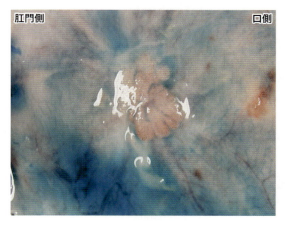

【病理組織所見】

- 病変中央の切片において，粘膜面のほとんどは腺管形成を伴わない低分化型腺癌から構成され（②，③），それとは非連続性にSMからMPにかけて粘液癌を認める．またSMには線維化を伴っている（②）

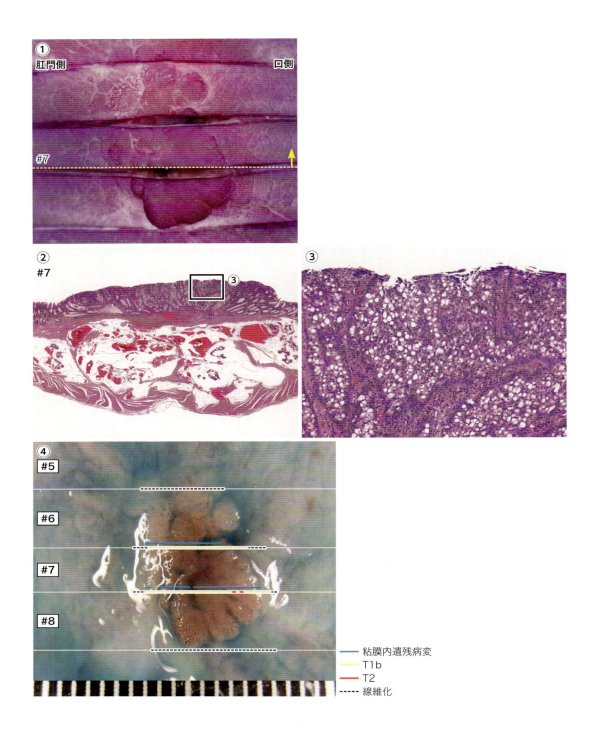

【最終診断】

- Adenocarcinoma, mucinous > poorly > moderately > well
- 12 × 8 mm, pT2, Ly0, V0, BD1, pN0

【最終診断に向けての考え方】

- 本症例はSMT上に存在する表面型腫瘍である．診断のポイントは表面型腫瘍とSMTが同一病変であるか否かという点である
- 通常観察において表面型腫瘍がSM深部に浸潤した所見はSMTの所見以外に指摘できず，EUSにおいても両病変の連続性は明らかでないことから独立した病変であることが疑われる．しかし，注腸造影検査において病変はヒダ集中像を伴っており，表面型腫瘍とSMTが独立して存在する場合にそのような所見が現れるとは考えがたい
- 以上の所見に加えて本症例は生検で腺癌と診断されたことから，MPに浸潤した進行癌と診断し，腸管切除を行った
- また後から振り返ると，拡大内視鏡所見においてpitが認識されなかった所見は腺管形成の乏しい低分化型腺癌の所見であったと考えられる

Advice

- SMTの形態を呈する上皮性腫瘍，特に癌が存在するため，SMTに遭遇した場合には病変の表面構造を観察することが重要である
- 上皮性腫瘍とSMTの関連の有無を確認するためには，通常観察は拡大観察による病変の質・深達度診断やEUSによる診断が有用である
- 注腸造影検査は病変の全体像を描出することが可能であり，ヒダ集中所見を客観的に表現できる優れた検査方法である

索引 index

数字・欧文

数字

V₁型 pit pattern 129
V₁軽度不整 112
V₁高度不整 111, 112, 125
Vₙの領域性 125
V型 pit pattern 111

A・B

adenoma detection rate 43
ADR 43
BLI 143, 161, 163

C

Cap ポリポーシス 28, 151
cloud like surface 92
CMSEP 151
Cold Snare Polypectomy 96
colonic muco-submucosal elongated polyp 151
Cowden 病 151
Cronkhite-Canada 症候群 151
cytological dysplasia 220

D・E

desmoplastic reaction 68
Dual focus 129
EUS 168, 173

H

hamartomatous inverted polyp 65
HFUP 173
hyperplastic/serrated ポリポーシス 151

I・J

indistinct border 92
inflammatory myoglandular polyp 65
inflammatory polyp 65
JNET 分類 138, 155, 161
jugging 操作 25
juvenile polyp 65

L

LCI 164
LED 内視鏡 164
LST 51, 78, 82
LST-G 78, 83, 104, 126
LST-NG 78, 83, 126

M・N

mucosal prolapse syndrome 65
NBI 116, 143, 161, 164
NICE 分類 137, 155

non-lifting sign 69
NPG (non-polypoid growth) 81
NSAIDs 関連腸炎 28

P

PCCRC 15
Peutz-Jeghers 型ポリープ 65, 151
Peutz-Jeghers 症候群 151
PG (polypoid growth) 81
photo-documentation 96
pit pattern 116
pit pattern 分類 108
post colonoscopy colorectal cancer 15

S

scratch sign 112
skirt sign 79
SMT 169
SSA/P 29, 51, 92, 119, 154, 220
SSA/P with cytological dysplasia 121, 220
surface pattern 161
surface pattern 診断 140
S状結腸 19, 25

T

T1b 癌 68
traditional serrated adenoma 65

V・W

vessel pattern 診断 141

water jet付きスコープ	44
white opaque substance	67, 141, 161
WOS	67, 141, 161

和 文

あ行

アメーバ赤痢	28
易出血性	104
インジゴカルミン	93, 105
炎症性ポリープ	151
横行結腸	17, 25
凹凸不整	98

か

解剖	12
海綿状血管腫	31
回盲部	23
回盲弁	59
潰瘍性大腸炎関連大腸癌	51, 52, 169
過形成性ポリープ	29, 65, 91, 119, 149
下行結腸	19, 25
画像強調拡大内視鏡	149
家族性大腸腺腫症	28
硬さ	31
カルチノイド	31
陥凹	104
陥凹型病変	51
陥凹内凹凸	101
陥凹内隆起	101
間質線維化反応	68

| 管状腺腫 | 65 |
| 肝彎曲部 | 16 |

き・く

偽陥凹	79
キャップ	46
鋸歯状病変	119
緊満感	98
空気変形	40, 87, 103
屈曲部	60
クッションサイン	31
クリスタルバイオレット	93, 123

け・こ

形態	30
肛門	25
肛門管	21, 61
小型ⅢL	109
弧の硬化像	69

さ・し

残渣	43
色素観察	105
色素内視鏡検査	92
色調	30, 31
脂肪腫	31
若年性ポリープ	29, 149
若年性ポリポーシス	151
皺襞集中	100
終末回腸	14
絨毛腺腫	65
出血	33

腫瘍性ポリープ	90
上行結腸	16, 24, 59
上皮性腫瘍（病変）	29, 115, 173
消泡剤	33
進行癌	106, 215
深達度診断	97, 123, 155, 169, 173
伸展不良	71
深部減衰	176

す〜そ

スクリーニング検査	57
スコープ	57
スコープ抜去	43
スコープ抜去時間	44
スパスムス	128
精査	39
切除標本	182
線維化	71
腺腫	30, 65, 90, 116
腺腫発見率	43
洗浄	58, 123
先端アタッチメント	46
蠕動	42, 58
蠕動抑制	43
早期癌	29
送脱気	44

た行

体位変換	44
台状挙上	69, 103
大腸癌	116, 168
大腸癌取扱い規約	73
大腸の区分	12

大腸壁 ……………………………… 13	非上皮性腫瘍 …………………… 169	**ら行**
立ち上がり …………………… 104	非上皮性病変 …………………… 29	隆起型 ……………………………… 81
脱気水充満法 …………………… 174	微小病変 ………………………… 152	隆起型病変 ……………………… 163
虫垂開口部 ……………… 23, 41, 59	ヒダ集中 ……………………… 69, 100	輪郭不明瞭 ……………………… 112
虫垂癌 ……………………………… 23	表層被覆上皮の染色性の低下 … 112	レーザー内視鏡 ………………… 164
超音波細径プローブ ……… 171, 173	標本 ……………………………… 182	攣縮 ……………………………… 128
超音波内視鏡 ……………… 168, 173	表面型 ……………………………… 81	
直腸 ………………………… 20, 25	表面型病変 ……………………… 163	
直腸S状部 ……………………… 20	表面構造 …………………………… 30	
通常観察 …………………………… 97	表面性状 …………………………… 65	
	表面粗造 …………………………… 98	
な行	病理診断 …………………… 182, 185	
内腔狭小 ………………………… 112	拾い上げ診断 …………………… 164	
内視鏡後発生大腸癌 ……………… 15	脾彎曲部 …………………………… 19	
内視鏡的硬さ ……………………… 87		
肉眼型 ……………………………… 81	**ふ〜ほ**	
肉眼型分類 ………………………… 73	フード ……………………………… 46	
粘液除去 ………………………… 128	深い陥凹 ………………………… 101	
ノントラウマティックチューブ	ブスコパン ………………………… 40	
……………………………… 36, 123	フルズーム ……………………… 129	
	プロナーゼ ……………… 33, 58, 128	
は	平坦陥凹型腫瘍 …………………… 51	
ハウストラ ………………………… 14	壁層構造 ………………………… 168	
バウヒン弁 ………………………… 16	辺縁不整 ………………………… 112	
白斑 ………………………………… 66	ボスミン …………………………… 34	
パリ分類 …………………………… 73		
半月ヒダ …………………………… 14	**ま行**	
反転操作 …………………………… 63	無構造領域 ……………………… 125	
	無名溝 …………………………… 13, 61	
ひ	盲腸 ……………………………… 14, 59	
ひきつれ ………………………… 101		
非腫瘍性ポリープ ………………… 90		

大腸内視鏡診断の基本とコツ
エキスパートならではの見かた・着眼点で現場の疑問をすべて解決

2019年12月 1日	第1刷発行	監　修	田中信治
2021年 3月25日	第2刷発行	編　集	永田信二，岡　志郎
		発行人	一戸裕子
		発行所	株式会社　羊　土　社
			〒101-0052
			東京都千代田区神田小川町2-5-1
			TEL　　03（5282）1211
			FAX　　03（5282）1212
			E-mail　eigyo@yodosha.co.jp
			URL　　www.yodosha.co.jp/
		印刷所	三報社印刷株式会社

ⓒ YODOSHA CO., LTD. 2019
Printed in Japan

ISBN978-4-7581-1067-9

本書に掲載する著作物の複製権，上映権，譲渡権，公衆送信権（送信可能化権を含む）は（株）羊土社が保有します．
本書を無断で複製する行為（コピー，スキャン，デジタルデータ化など）は，著作権法上での限られた例外（「私的使用のための複製」など）を除き禁じられています．研究活動，診療を含み業務上使用する目的で上記の行為を行うことは大学，病院，企業などにおける内部的な利用であっても，私的使用には該当せず，違法です．また私的使用のためであっても，代行業者等の第三者に依頼して上記の行為を行うことは違法となります．

JCOPY ＜（社）出版者著作権管理機構 委託出版物＞
本書の無断複写は著作権法上での例外を除き禁じられています．複写される場合は，そのつど事前に，（社）出版者著作権管理機構（TEL 03-5244-5088, FAX 03-5244-5089, e-mail : info@jcopy.or.jp）の許諾を得てください．

乱丁，落丁，印刷の不具合はお取り替えいたします．小社までご連絡ください．

羊土社のオススメ書籍

がん化学療法 副作用対策 ハンドブック 第3版
副作用の予防・治療から、抗がん剤の減量・休薬の基準、外来での注意点まで

岡元るみ子，佐々木常雄／編

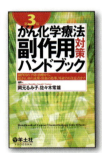

副作用の頻度・時期が見やすいと好評の書籍が改訂！免疫チェックポイント阻害薬やirAEに関する項目を追加し，ますます役立つ1冊に．要点をまとめたフローチャートや具体的な処方例で，予防・治療にすぐ役立つ！

- ■ 定価（本体4,500円＋税） ■ B6変型判
- ■ 520頁　■ ISBN 978-4-7581-1859-0

見えないものが観えてくる！ 画像強調内視鏡の診断ロジック

田尻久雄／監，
斎藤 豊，炭山和毅／編

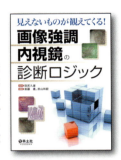

画像強調内視鏡の入門書が登場！目の前の画像から何を読み取りどう考えるべきか，診断までの「ロジック」をフローチャートで図解．分類・用語の定義や良いviewの出し方など，キホンから実践まで丸ごと学べる！

- ■ 定価（本体8,300円＋税） ■ B5判
- ■ 285頁　■ ISBN 978-4-7581-1062-4

より上手く！より早く！ 大圃流 ESDセミナー

大圃 研，港 洋平／著

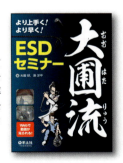

「剥離に時間がかかる」「切ってるつもりが切れてない」「良好な視野を保ちたい」等の悩みを解決！カリスマ内視鏡医が，みんなが知りたい"手技の感覚的なコツ"をわかりやすい言葉で伝授！59本のWeb動画付き

- ■ 定価（本体8,500円＋税） ■ B5判
- ■ 223頁　■ ISBN 978-4-7581-1061-7

胆膵 EUSセミナー
CT・シェーマ・動画と合わせてわかる 手技の基本から治療まで

肱岡 範／著

胆膵EUSの手技だけでなく，「何が見えているのか？」の疑問に答えるべく，スペシャリストがシェーマやCTを用いとことん解剖を解説しました．さらにWeb動画つきなので，実際のスクリーニングの動きも学べます

- ■ 定価（本体9,000円＋税） ■ B5判
- ■ 304頁　■ ISBN 978-4-7581-1068-6

発行　羊土社 YODOSHA

〒101-0052　東京都千代田区神田小川町2-5-1　TEL 03(5282)1211　FAX 03(5282)1212
E-mail：eigyo@yodosha.co.jp
URL：www.yodosha.co.jp/

ご注文は最寄りの書店、または小社営業部まで